ÉTAT MENTAL

DANS LA CHORÉE

PAR

Le Docteur A. BRETON

Ancien interne des hôpitaux de Paris (hôpital Trousseau, enfants-malades)
(Hospice de la Salpêtrière, maladies du système nerveux)
Ancien interne de l'hôpital général de Dijon
Lauréat de l'École de médecine de Dijon

———— ✦ ❈ ✦ ————

PARIS

G. STEINHEIL, ÉDITEUR

2, RUE CASIMIR-DELAVIGNE, 2

—

1893

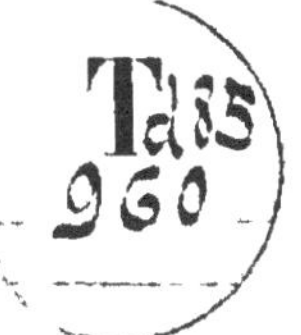

ÉTAT MENTAL

DANS LA CHORÉE

DU MÊME AUTEUR

Kyste hydatique du foie. Cure radicale de hernie inguinale droite congénitale. *Revue mens. des mal. de l'enfance*, 1889.

Dothiénentérie. Méningite suppurée consécutive due au bacille d'Eberth. *Revue mens. des mal. de l'enfance*, 1891.

Traitement la de pleurésie purulente chez l'enfant. *Revue mens. des mal. de l'enfance*, 1892.

Glio-sarcome de la dure-mère. *Revue mens. des mal. de l'enfance*, 1892.

De la folie choréique. — Leçon faite à la Salpêtrière, par M. JOFFROY, in *Semaine médicale*, 25 février 1893.

IMPRIMERIE LEMALE ET C°, HAVRE

ÉTAT MENTAL

DANS LA CHORÉE

PAR

Le Docteur A. BRETON

Ancien interne des hôpitaux de Paris (hôpital Trousseau, enfants-malades)
(Hospice de la Salpêtrière, maladies du système nerveux)
Ancien interne de l'hôpital général de Dijon
Lauréat de l'École de médecine de Dijon

PARIS

G. STEINHEIL, ÉDITEUR

2, RUE CASIMIR-DELAVIGNE, 2

1893

PRÉFACE

Pendant notre internat à l'hôpital Trousseau, nous avons pu observer un grand nombre d'enfants atteints de chorée de Sydenham. En nous livrant à l'examen minutieux de ces malades, nous avons parfois remarqué que leur entourage était alarmé moins par le désordre moteur que par les troubles psychiques.

Nous avons étudié plus particulièrement ce désordre mental, nous avons recherché dans les antécédents ce qui pouvait justifier son apparition, et nous en avons fait le sujet de ce mémoire. La littérature médicale est riche en faits relatifs à l'état mental dans la danse de Saint-Guy, mais depuis le mémoire de Marcé, aucun travail d'ensemble ne les avait réunis. Nous n'aurions pu, sans doute, mener à bien cette étude, si notre cher maître, M. le Dr Joffroy, ne nous avait éclairé et guidé de ses conseils.

En finissant nos études médicales, nous sommes heureux de le remercier sincèrement de tout l'intérêt qu'il n'a cessé de nous témoigner. En 1888, nous avions le bonheur d'être son interne provisoire. Il nous a initié à l'étude des maladies du système nerveux. Cette année, nous avons achevé notre internat dans son service, et nous avons retrouvé le maître dévoué qui ne nous a ménagé ni son temps, ni les sages avis de son expérience. Qu'il veuille donc bien accepter ce témoignage public et sincère de notre reconnaissance.

En 1891, nous faisions notre troisième année d'internat chez M. le Dr Cadet de Gassicourt qui, avec son aménité et sa compétence si universellement appréciée, nous a enseigné la pratique de la médecine infantile. Nous avons été malheureusement un des derniers à recueillir l'enseignement hospitalier de ce praticien expérimenté, dont la retraite n'a laissé que des regrets. Nous prions ce maître vénéré, de recevoir l'expression respectueuse de notre gratitude.

C'est en 1890, pendant notre seconde année d'internat chez M. le

Dr Dreyfus-Brisac, que nous avons appris à profiter de nos connaissances en pathologie générale. L'accueil toujours bienveillant que nous avons trouvé auprès de lui, nous fait un devoir de lui marquer ici toute notre reconnaissance.

M. le Dr Félizet nous a enseigné, pendant notre première année d'internat, en 1889, la chirurgie infantile. Nous n'oublierons jamais toutes les marques de sympathie qu'il n'a cessé de nous témoigner depuis.

Nous remplissons un devoir en évoquant la mémoire de notre vénéré maître le Dr Siredey, chez qui nous avons fait notre seconde année d'externat (1887). Tous ses élèves sont unanimes à témoigner de la bienveillance avec laquelle il les accueillait, et du profit qu'ils retiraient de son enseignement.

M. Marchant, pendant notre première année d'externat (1886), nous a enseigné la chirurgie. Il a bien voulu nous guider et nous conseiller au début de nos études, nous l'en remercions vivement.

Que nos autres maîtres dans les hôpitaux, MM. les Drs Blum, Richelot, Faisans, Renaut, Balzer, Moizard, Cuffer reçoivent notre témoignage affectueux et reconnaissant pour l'enseignement que nous avons reçu d'eux.

M. le professeur Dieulafoy a bien voulu nous recevoir dans son service, en 1885. Nous n'oublierons jamais ni cet enseignement si clair et si précis, ni surtout l'accueil encourageant qu'il nous fit.

Aujourd'hui que nous terminons nos études, nous sommes heureux de retrouver chez notre premier maître la même bienveillance qu'autrefois et nous le remercions d'avoir accepté la présidence de cette thèse.

Nous remercions enfin ceux de nos maîtres qui furent les premiers à nous enseigner l'art médical, MM. les Drs Morlot, Deroye, Pauffard, Gautrelet, Collette, Misset, Maillard, Parizot, Fleurot, Tarnier, Barbier, professeurs à l'école de médecine de Dijon.

Enfin, nous adressons nos remerciements à notre excellent collègue et ami d'internat H. Lamy, et à MM. Branca et Viart, externes du service, qui ont bien voulu mettre à notre disposition leur connaissance des langues allemande et anglaise.

ÉTAT MENTAL DANS LA CHORÉE

INTRODUCTION

Voulant, dans ce travail, étudier l'état mental dans la chorée, nous devons d'abord préciser ce que nous entendons par *chorée*.

La chorée a été définie par M. Joffroy, dans une récente leçon : Névrose d'évolution ; maladie essentiellement motrice, manifestation de la dégénérescence héréditaire de l'appareil nerveux moteur. Ainsi comprise, la névrose embrasse deux variétés décrites à part par quelques auteurs : la chorée de Sydenham et la chorée chronique. Dans cette dernière, il y a encore deux catégories : la chorée chronique proprement dite et la chorée héréditaire de Huntington. Nous pensons que ces espèces, différentes pour certains observateurs, ont cependant, entre elles, un lien commun et qu'elles ne constituent que des types différents d'une même affection. Et d'abord, de par cette définition, toute chorée serait héréditaire, peu importe que ce soit l'hérédité similaire ou que ce soit seulement l'hérédité de transformation.

M. Charcot, dans ses leçons du mardi, a abordé cette question et exprimé l'opinion que la chorée chronique de l'adulte ou du vieillard, la chorée héréditaire et la chorée vulgaire de Sydenham ne constituent que des modalités différentes d'une même maladie. Nous trouvons encore ces idées exposées dans la thèse si remarquable de notre ami le Dr Huet.

Ainsi donc, la chorée serait une entité morbide et constituerait une unité nosographique pouvant revêtir des modalités différentes.

Par contre, MM. Lannois, Déjerine, Lenoir, Warthon Sinckler, W.-P. Herringham, différencient nettement les deux variétés et les regardent comme de nature différente.

Dans une série de leçons nouvelles, M. Joffroy, se ralliant à l'opinion de M. Charcot, a montré qu'il était impossible de séparer les unes des autres les diverses formes de chorée, et a exposé les motifs justifiant son assertion (1).

La chorée de Sydenham ou chorée aiguë, dont l'évolution est plus ou moins longue, dont la guérison est la terminaison la plus ordinaire, n'est pas cependant l'apanage exclusif de l'enfance et de l'adolescence. On la retrouve chez l'adulte et chez le vieillard.

C'est ainsi que H. Roger publie un cas de chorée chez une femme de 83 ans, guérie en cinq semaines ; que Russell en rapporte un chez une femme de 77 ans, guérie en trois mois ; que Ferguson cite une femme de 74 ans guérie en onze semaines. Mentionnons encore les observations d'Alexander, femme de 63 ans, guérie en quatre mois ; femme de 68 ans, guérie en six mois ; celle de Carline, femme de 73 ans, guérie en quatre semaines ; celle d'Aitken, femme de 86 ans, guérie en un an ; celle de Graves, homme de 70 ans, guéri après plusieurs mois ; celle de Gauthier, femme de 75 ans, guérie en quatorze jours. Chez tous ces vieillards, il s'agissait de la chorée de Sydenham et chez tous la guérison est apparue après une durée variable de quelques semaines à quelques mois.

Nous voyons donc que la chorée de Sydenham s'observe à toutes les périodes de la vie, manifestant une préférence très accusée pour le jeune âge.

Quant à la chorée chronique (qu'il s'agisse de la forme simple ou de la forme héréditaire de Huntington), elle se rencontre plus volontiers chez l'adulte et chez le vieillard. Cependant, on la voit aussi débuter dans l'enfance et dans l'adolescence. Nous citerons les faits suivants : deux cas de Rufz, un cas de Romberg où la chorée débuta à 11 ans ; celui de Dana, où la chorée commença à 12 ans ; deux cas de Hoffmann ; les obs. IV et XIV de la thèse de Huet où l'affection parut chez les malades à l'âge de 3 et 7 ans. M. Joffroy a observé un fait identique. Weir Mitchell. Gowers et Diller (*The American Journ. of med. sc.*, 1890) admettent également le début

(1) *Bulletin médical*, 1893.

de la chorée chronique dans l'enfance. Diller cite deux observations : dans l'une (obs. 30 state hosp. of the Insane : Danville), il s'agit d'un garçon de 23 ans, imbécile, qui fut choréique dès la plus tendre enfance ; dans l'autre (obs. 32), c'est une fille de 26 ans, imbécile et choréique dès son enfance.

Dans une même famille, bien plus chez le même individu, on peut rencontrer et la chorée aiguë et la chorée chronique. Chez une femme de 84 ans, du service de M. Joffroy, nous trouvons une chorée de Sydenham à l'âge de 11 ans, dont elle a guéri en quelques mois et nous la voyons prise de chorée chronique à 83 ans. Ajoutons qu'un de ses fils a eu la chorée aiguë à l'âge de 17 ans et en a guéri en un an. On la rencontre également chez une malade de la famille dont King a rapporté l'histoire. Elle eut une chorée de Sydenham dans l'enfance et fut prise de chorée chronique vers l'âge de 35 ans.

L'âge ne peut donc servir à établir une ligne de séparation tranchée entre la chorée aiguë et la chorée chronique. Il y a plus : la chorée de Sydenham récidive souvent et tend ordinairement à la guérison, les nouveaux accès étant moins forts que les précédents. Mais parfois les choses se passent autrement, les récidives deviennent de plus en plus tenaces et se rapprochent ainsi de la chorée chronique. Finalement celle-ci se trouve constituée.

M. Joffroy en a cité un exemple observé à la consultation de la Salpêtrière.

D'une façon générale, on pourrait dire qu'au fur et à mesure que la chorée de Sydenham se manifeste à un âge plus avancé, sa durée s'allonge. Elle est de 2 mois et demi à 3 chez l'enfant et l'adolescent, elle sera de 5 à 6 mois et plus chez l'adulte. Chez ce dernier, elle tend donc vers la chronicité.

La symptomatologie ne permet pas de différencier l'état choréique aigu de l'état chronique. Mêmes désordres moteurs, même influence de la volonté sur les mouvements, pourvu toutefois qu'il n'y ait pas une intensité trop grande dans la forme aiguë.

A la fin de ce travail nous montrerons que l'hérédité se retrouve dans l'une et l'autre forme (plus chargée peut-être dans la chorée chronique).

Ni la pathogénie, ni l'anatomie pathologique ne nous autorisent davantage à séparer, comme des maladies distinctes ces formes de la chorée.

De ce que nous venons de dire, nous conclurons donc que la chorée est une affection de tous les âges, qu'elle est une entité morbide dont les variétés ne sont dues qu'à la variation de la durée et à la manifestation plus accusée de l'hérédité dans certains cas.

Nous excluons complètement du cadre de notre travail la chorée électrique et tout ce qu'on désigne sous le nom générique de tics; il ne sera pas davantage question de la chorée hystérique.

Il est un point important sur lequel nous insistons : c'est que toute chorée, aiguë ou chronique, est une affection essentiellement motrice, dont les désordres de motilité sont le symptôme fondamental. Si, pendant la durée de l'affection, un trouble mental apparaît, ce n'est qu'une complication. Les troubles psychiques ne sont point nécessaires, ils ne font pas partie intégrante de la névrose, ils surviennent à titre d'épiphénomène surajouté au désordre moteur. Et le fait est si vrai, qu'on rencontre un nombre assez grand de chorées aiguës sans aucun trouble mental (Marcé, Joffroy), ou avec des troubles pour ainsi dire insignifiants ; il y a de même des chorées chroniques ou des chorées héréditaires qui évoluent sans manifestation psychique.

Nous allons donc commencer l'étude de l'état mental de la chorée et nous retrouvons à nouveau des arguments pour rattacher la forme aiguë et la forme chronique à une même entité morbide.

DIVISION DU SUJET

Nous avons partagé notre étude en trois parties.

Dans la première partie, nous traitons de l'état mental dans la chorée : ce sont les modifications de la sensibilité morale, de l'intelligence, de la mémoire, de l'attention.

Dans la deuxième partie, nous nous occupons des troubles psychiques : hallucinations et formes différentes de la folie choréique.

Enfin, dans la troisième partie, nous étudions les rapports de la chorée avec l'hystérie, l'épilepsie et la dégénérescence, et nous terminons par la recherche de la cause et de la nature de l'état mental et des troubles psychiques que nous avons cherché à décrire.

HISTORIQUE

Il faut arriver en 1859 au mémoire de Marcé pour trouver un premier travail d'ensemble sur le sujet.

Dans la chorée, qu'il rattache aux vésanies, l'état mental se présente avec des nuances infinies « depuis la disposition morale la « moins accentuée, dit-il, le trouble intellectuel le plus léger, jusqu'à « la mélancolie et l'hébétude, depuis l'hallucination isolée jusqu'au « délire le plus complet ».

Mais avant cette époque, certains auteurs avaient déjà parlé des troubles psychiques de la chorée. Sydenham, ne les mentionne pas, mais dit simplement que les malades tiraient la jambe à la manière des idiots « fatuorum more ».

Au XIe siècle, Garioponto, médecin salernitain, décrit la chorée unie à la manie et parle d'une forme hydrophobique. Plater, en 1614, regardait la chorée comme une espèce de manie. Au XVIe siècle, Schenck, Tulpius, Horstius, Sennert rangent la chorée au nombre des vésanies et la regardent comme une sorte de folie.

Cullen (1787) dit en parlant de la chorée « l'esprit est souvent « affecté dans cette maladie, de quelque degré de fatuité et offre « fréquemment les mêmes émotions passagères, variées et déraison- « nables que l'on observe dans l'affection hystérique ».

Lieutaud a confondu avec la chorée l'épidémie des convulsion- naires de St-Médard.

Bouteille (1810), parle de l'idiotisme léger qu'on observe chez les choréiques et qui, cependant, effraye leurs parents. Pour l'auteur, c'est « un des symptômes spécifiques de la chorée essentielle ». Il cite Jean Ervart disant dans sa dissertation de 1786 imprimée à Edim- bourg « plerique sunt quodam modo fatui vel si judicii vis valeat memoria deficit ».

Bernt (1810), décrit assez longuement ces symptômes : « Mens

« quoque morbo affectorum non uno modo se habet…. quidam vero
« vigente paroxysmo delirant, et quasi somniantes vel lectum sternunt,
« pavimentum verrunt, variosque sonos ore proferunt, boum instar
« mugiunt, caprorum ac ovium balatum edunt, labiis avium cantum
« fistulant, aliorumque animalium voces imitantur. Nonnulli nunc
« rident, nunc vociferantur, jam plorant, quidam precantur, psalmos
« et cantica recitant, audita narrant, secreta propalant, adstantem vel
« absentem sibi infestum convicieris lacessunt ; quidam quærunt obs-
« cura loca, subter scamna, mensas et lectis ternia, imo in vistulas sese
« abscondunt ». Plus loin encore, il parle de « chorea insaniens ».

Hecker décrit à tort, sous le titre de chorée, les épidémies de danse
du moyen âge.

Geoffroy (1813), range au nombre des phénomènes précurseurs de
la chorée « le défaut d'aptitude aux occupations sérieuses ».

Béclard (1826), mentionne également ces troubles psychiques,
mais leur donne une interprétation erronnée : « lorsque le trouble des
« facultés intellectuelles accompagne les symptômes de la chorée,
« celle-ci est presque toujours symptomatique d'une affection céré-
« brale ».

Bouillaud (1830), signale l'altération des fonctions intellectuelles
et la considère plutôt comme une complication et non comme « un
symptôme essentiel ». Toutefois, il regarde la chorée comme « une
« sorte de folie propre aux centres nerveux coordonnant les mouve-
« ments volontaires ».

Georget, parle d'un certain degré d'imbécillité.

Blache (1834), énumère assez longuement les troubles de sensibilité morale des choréiques qu'il a observés, mais il les tient pour
rares dans la chorée. C'est aussi l'opinion d'Alfred Maury.

Rufz, décrit le caractère bizarre de ces malades, mais nie les
modifications de la sensibilité générale et de l'intelligence.

Andral, remarque bien les troubles psychiques, soit comme
prodromes, soit comme manifestation maladive au cours de la danse
de Saint-Guy.

Monneret et Fleury (1837), mentionnent ces troubles psychiques
et appuient leur opinion sur les idées développées dans la thèse de
Dufossé. — Paris, 1830.

J. Frank, parle de la manie compliquant la chorée.

Stark, range le délire au nombre des symptômes de l'affection.

Burns, parle des hallucinations qui compliquent la chorée.

Gardien, parle de mélancolie profonde, de bizarreries, de variations de l'esprit et de la volonté.

Georget, Capuron, Richard (de Nancy), admettent ces troubles psychiques.

P. Frank (1842), signale les perturbations de l'intelligence et de la mémoire.

Puccinotti semble confondre l'hystérie et la chorée et méconnaître la vraie nature des épidémies du moyen âge.

G. Sée (1850), définit la chorée « un état morbide qui est moins qu'une « aliénation mentale, plus qu'une simple perturbation musculaire, « et qui, à la manière de l'hystérie, porte à la fois sur la sensibilité « morale et l'innervation dés organes locomoteurs ». Pour cet auteur encore, les phénomènes les plus remarquables de la chorée sont ceux qui portent sur le caractère et les habitudes du malade. Puis, il les décrit.

F.-L. Valleix, mentionne, mais rapidement, les troubles dont nous nous occupons.

Moynier (1855), consacre une étude à cet état mental et cite des observations.

Quantin (1857), range la chorée au nombre des « convulsions » et signale les modifications du caractère et de l'intelligence.

Briquet, démontre que l'affection est ordinairement précédée d'une certaine perturbation dans les facultés intellectuelles, laquelle modifie notablement le caractère des sujets.

Sandras, signale parfaitement les modifications morales et intellectuelles.

Thore (1865), en fait une longue étude et cite des observations que nous résumons au cours de notre travail.

Edwardo Vechietti décrit la chorée, une névrose dans laquelle la sphère psychique est surtout affectée.

H. Roger regarde comme manifestations cérébrales du rhumatisme, tous les troubles psychiques de la chorée.

Arndt, pense qu'il n'y a pas de chorée sans un trouble simultané quelconque des facultés intellectuelles. Pour lui, la psychose dans la chorée n'est qu'un autre mode des troubles de la motilité. Il va même jusqu'à dire que l'état mental dans la chorée est tout, plus ou moins grave ; que les troubles moteurs ne sont qu'un épiphénomène.

Leven, en signalant les troubles psychiques, pense que Marcé en a exagéré l'importance.

Puis viennent les traités didactiques, dans lesquels un chapitre est consacré à la chorée. Presque tous les auteurs signalent l'état mental des choréiques en y attachant plus ou moins d'importance et en donnant de cet état mental une interprétation différente. Nous citerons : F. Barrier, Rilliet et Barthez, de Niemeyer, Henoch, Jaccoud, Rosenthal, Ch. Lasègue, West, Blache et Guersant, Trousseau, Laveran et Teissier, Dieulafoy, Despine et Picot, Steiner, Hammond, J. Simon, Grasset, Cadet de Gassicourt, Descroizilles, Baginski, Ziemssen, Eichhorst, Axenfeld et Huchard.

Outre ces auteurs, nous citerons encore Berthier, le Professeur Ball rangeant la folie choréique dans le groupe l'un, des délires vésaniformes, l'autre des folies névropathiques, la mettant tous deux à côté de la folie épileptique, hystérique, etc. Maudsley fait de même.

Le Professeur Brouardel publie, en 1874, une leçon, sur l'état mental des enfants choréiques.

H. Schüle consacre un chapitre à cette étude, et pour lui tout accès choréique s'accompagne de troubles psychiques.

Hannequin énumère, dans sa thèse de 1883, les troubles du caractère.

La même année, Wassitch, dans sa thèse, en fait une étude plus approfondie.

En 1886, le Professeur Ball publie une importante leçon sur la folie choréique.

En 1887, M. Séglas expose quelques considérations sur l'état mental dans les chorées.

Paul Moreau (de Tours), traite des troubles mentaux de la chorée dans son traité de la folie chez les enfants.

Ollivier y consacre sa treizième leçon clinique.

Mairet publie, en 1889, une longue dissertation sur la manie choréique.

Davillé, la même année, en parle dans sa thèse.

Digoy fait, du délire de la chorée, le sujet de sa thèse inaugurale en 1890.

Périsson les cite dans sa thèse de 1891.

Dans des leçons récentes (1891-92), M. Gilbert Ballet a reproduit les idées du mémoire de Marcé et a étudié la chorée associée à d'autres types morbides : hystérie, épilepsie, etc.

M. Sollier, tout dernièrement, dans une étude sur les troubles de la mémoire, mentionne ceux qui ressortissent à la chorée.

Citons enfin les leçons de M. Joffroy sur la chorée et plus particulièrement celle relative à la *folie choréique*, que nous avons recueillie et publiée dans la *Semaine médicale* (février 1893).

PREMIÈRE PARTIE

ÉTAT MENTAL DANS LA CHORÉE

Pour faciliter notre étude, nous diviserons notre description en plusieurs chapitres, suivant en cela le plan du mémoire de Marcé.

CHAPITRE PREMIER

Modifications de la sensibilité morale et du caractère.

Niées par Elliotson, qui ne trouve aucune différence entre les enfants atteints ou non de chorée, elles n'ont pas été mentionnées par Sc. Pinel et Bouchut.

De Niemeyer les attribue à ce que les malades ne peuvent exécuter leurs mouvements, faire ce qu'ils veulent et comme ils le veulent. Sturges prétend aussi que le désordre mental est souvent exagéré par des punitions imméritées. Cette assertion n'est vraie qu'en partie, car dans certains cas le désordre psychique ne relève point de ces causes.

Pour Henoch, rarement ce désordre mental aboutirait au vrai trouble psychique.

Outre les auteurs que nous avons cités dans le précédent chapitre, beaucoup d'autres encore les ont mentionnées : Clouston, Carl Gerhardt, Grisolle, Hasse, Joffroy, Lannois, C.-H. Jones, Leidesdorf, Ollive, L. Meyer, Requin, Romberg, Rosenthal, Russell, Giuseppe Santini, A. Strümpell, Skoda, Tommasi, Wilks.

Bernt, résume tous ces troubles en quelques mots : « morositas, « timiditas, solitudinis amor, tristitia, anxietas ». Moynier les décrit ainsi : « les enfants (atteints de chorée) se font remarquer par une

« grande mobilité d'esprit, un changement notable dans leur esprit
« et leur caractère. Ils étaient studieux, intelligents, pleins de gaieté
« et d'amabilité, ils deviennent tristes, capricieux, recherchent l'iso-
« lement ». Et ailleurs, « tantôt doux et prévenants, tantôt brusques
« et grondeurs, sont poltrons, colères, fantasques, d'une grande
« impressionnabilité qui rappelle celle des hystériques ». La mobilité nerveuse chez les choréiques est considérable en effet. Ce sont
des sujets impressionnables, irritables, impatients, faciles à émouvoir,
d'une grande mobilité d'esprit et très susceptibles. Mairet insiste
beaucoup sur leur irritabilité. Ils ont des frayeurs, même grandes,
pour peu de choses. Irascibles, ils sont querelleurs, menteurs, bou-
deurs, frappent ceux qui les approchent. Répondant aux justes observations ou réprimandes qui leur sont adressées, ils ne les acceptent
point. « Il est certain, dit Thore, que l'individu atteint de la chorée
« la plus simple, présente dans son attitude, dans l'expression de sa
« physionomie quelque chose de particulier et produit une impres-
« sion à laquelle il est difficile de se soustraire ». Il y a une grande
vivacité de leur caractère, une versatilité de leur humeur habituelle.

D'après Bouteille « ils sont d'un caractère très inégal ». Dufossé montre ces inégalités en disant : « ils versent des larmes, se
« fâchent, s'emportent pour la plus petite cause ». Tantôt ils sont
d'une gaieté insolite, ils ont un rire niais pour la chose la plus futile,
tantôt éprouvent une grande tristesse, un abattement profond, ver-
sant d'abondantes larmes, pleurnichant sans motif ou pour une raison
non valable. D'après Andral, « ce sont des malades susceptibles,
« capricieux, irascibles ; à la moindre émotion, on les voit pleurer et
« pousser des cris ». M. Cadet de Gassicourt dit qu'on observe
« de brusques alternatives de joie et de douleur, de rires et de lar-
« mes ». Fréquentes sont ces alternatives.

Les enfants perdent leur entrain, renoncent aux jeux de leur âge,
recherchent la solitude, boudent dans les coins, frottent leurs yeux,
crient si on les approche ou si on les touche, refusent même quelquefois la nourriture. Leur caractère sombre, irritable et taciturne les
rend suivant l'expression du professeur Ball des « malades insup-
« portables ».

Indifférents et insouciants à tout, ces malades ne peuvent cependant rester en place.

Chez les enfants, ces troubles s'exagèrent si on les tourmente, s'ils sont l'objet de moqueries ou de tracasseries de la part de leurs camarades. Et Bernt dit à ce propos « exacerbati obvia quævis, ligna, sti- « pulas, pilos, pannos, vitrorum fragmenta, vel quidquid aliud, ori in- « gerunt, mordent, dentibus lacerant ». C'est en effet dans leur goût que de briser, déchirer ce qui leur tombe sous la main. Leur timidité naturelle s'exagère à l'excès et se change alors en véritable contrainte. Rarement, on observe l'exagération dans la gaieté, l'expansion du caractère. C'est toujours en sens contraire que s'accuse l'état mental. Outre ces troubles, les adultes deviennent extravagants, bizarres, incapables de supporter la moindre contradiction. D'après le P' Ball « ce « sont de mauvais employés, de mauvais ouvriers, ce sont toujours des « sujets difficiles ». Souvent aussi leur caractère, leurs goûts et leurs aptitudes prennent une tournure enfantine des plus frappante.

Obs. 1. Recueillie dans le service du D' CADET DE GASSICOURT à l'hôpital Trousseau. — Fille de 12 ans atteinte de chorée à la suite d'une peur et offrant en même temps des troubles psychiques. Son père est mort du choléra en 1854. Sa mère est bien portante, a eu 11 enfants dont 6 venus avant terme et un mort d'affection abdominale.

Obs. 2. Recueillie dans le service du D' CADET DE GASSICOURT. *Chorée précédée de modifications du caractère.* Enfant de 13 ans, entré le 22 oct. 1890 chorée depuis 8 jours, peut-être due à la croissance hâtive.

A. H. Père rhumatisant mort de congestion cérébrale. Mère, rhumatisante et névralgique. Un frère du malade mort de méningite. Les 2 autres frères sont bien portants.

A. P. Rougeole à 4 ans. Scarlatine ensuite. Pendant cet été douleurs rhumatoïdes dans les membres.

Modifications du caractère. Précédant la chorée de un mois et sont très accusées quand elle éclate. Elles consistent en une impressionnabilité considérable. L'enfant pleure ou rit sans cause, passant sans transition des larmes aux rires sans motif plausible.

Obs. 3. Recueillie dans le service du D' CADET DE GASSICOURT. Fille de 13 ans 1/2, devenue choréique à la suite de la frayeur que lui causa la première apparition de ses règles.

A. H. Père mort de cancer. Mère très nerveuse et rhumatisante. Un frère de la malade a eu des douleurs rhumatoïdes.

A. P. Nuls. — Chorée depuis 2 mois précédée de modifications du caractère : l'enfant est devenue très nerveuse, très impressionnable, se mettant sans cesse en colère sans motif.

Obs. 4. Recueillie dans le service du Dr CADET DE GASSICOURT. Fille de 11 ans 1/2, devient choréique sans cause appréciable.

A. *H.* Mère, a des névralgies. Père, bien portant; ont eu 5 enfants dont l'un est mort des suites de la rougeole les autres se portent bien.

A. *P.* L'enfant a eu dans son jeune âge la varicelle, la rougeole, puis la fièvre typhoïde.

La chorée a été précédée de 2 mois par les troubles du caractère L'enfant est devenue triste, mélancolique, irascible, pleurant et riant facilement.

Depuis quinze jours, embarras de la parole. Elle bredouille, s'embarrasse en parlant. Les nuits sont agitées.

Obs. 5. Recueillie dans le service du Dr CADET DE GASSICOURT. Fille de dix ans, devient choréique sans cause connue.

A. *H.* Mère hystérique. a eu 8 enfants dont un est mort de méningite à 1 an. 4 garçons tous très nerveux et très emportés. 3 filles, dont l'une a été choréique il y a un an. Le père de la malade est inconnu.

A. *P.* Convulsions jusqu'à l'âge de 18 mois. La chorée s'accompagne de modifications du caractère devenu très irritable. L'enfant rit et pleure sans motif.

Obs. 6. (Personnelle). *Chorée, modifications consécutives du caractère.* V..., Louise 14 ans 1/2. Entrée le 28 juillet 1891 salle Blache, n° 24. Service du Dr CADET DE GASSICOURT.

A. *H.* Père, mort tuberculeux, très nerveux, caractère emporté, pas de rhumatisme. Grands parents paternels, ni nerveux, ni rhumatisants. Mère, hystérique, caractère très emporté ; grand'mère maternelle, nerveuse et rhumatisante ; grand-père maternel ni nerveux, ni rhumatisant,

La mère a eu 6 enfants et 3 fausses couches. 3 sont morts de méningite et de convulsions.

A. *P.* Née à terme, élevée au sein, a marché à 9 mois 1/2, a eu ses premières dents à 9 mois, pas de maladie dans son enfance. N'est pas réglée. Il y a 3 ans, rhumatisme articulaire aigu qui dura un mois.

Il y a un mois chorée, à la suite d'une colère.

Caractère, modifié surtout depuis 3 semaines. Enfant devenue très méchante, insupportable, maltraite ses sœurs.

Obs. 7. — *Chorée avec modifications du caractère la précédant. Troubles de la parole. Cauchemars pendant la nuit.* (Personnelle.) — Cu..., Marguerite, 7 ans, entrée le 6 juillet 1891, salle Blache, n° 13. Service du Dr CADET DE GASSICOURT.

A. *H.* Père alcoolique, vif et emporté. Mère migraineuse et très émotive. Grands parents maternels, pas rhumatisants, mais la grand'mère est très nerveuse et a eu des crises de nerfs.

A. P. Née à terme, élevée au sein, a marché à 9 mois. Rougeole à 3 ans. Une bronchite et une scarlatine il y a un an. Chorée depuis 2 mois sans cause connue.

Caractère, devenu de plus en plus difficile jusqu'à l'apparition de la chorée. Enfant irrascible, très émotive, pleurant pour un rien, s'énervant sans cause, très colérique. Il se modifie et s'amende quand paraît la chorée.

Parole embarrassée depuis 15 jours, difficulté pour articuler. Pas de rejet des aliments.

Sommeil. Très agité. Cauchemars. Depuis 4 ans est sujette aux terreurs nocturnes, aux cauchemars; a peur le soir. La chorée a exaspéré cet état.

Obs. 8. — *Chorée précédée de troubles notables dans le caractère et les sentiments affectifs.* (Personnelle.) — Mat..., Eugénie, 9 ans, entrée le 16 juillet 1891, salle Blache, n° 28. Service du Dʳ Cadet de Gassicourt, à Trousseau.

A. H. Père, alcoolique, caractère très emporté, a eu une seule atteinte de rhumatisme. Grand-père paternel très emporté, mais non rhumatisant, pas plus grand que la grand'mère paternelle. Mère, très colérique, pas rhumatisante, a eu 6 enfants : 3 sont morts, 2 de convulsions, le 3ᵉ de la coqueluche. Grands-parents maternels sont bien portants et pas rhumatisants.

A. P. Née à terme, élevée au sein, n'a marché qu'à 15 mois. Rougeole à 7 ans, coqueluche à 8 ans. Chorée débute sans cause il y a 15 jours et s'aggrave depuis 4 jours.

Caractère change depuis 3 mois, devient mauvais et méchant. L'enfant est boudeuse, répond quand on la réprimande; triste, morose, refuse de jouer, perd son entrain.

Sentiments affectifs disparaissent pour ses frères et sœurs. Elle les repousse, les rudoie, même les bat et exerce en despote sur eux son droit d'aînesse. Avant la chorée, elle était douce, gentille, aimant ses frères.

Ces désordres psychiques augmentent au fur et à mesure que la chorée approche. Quand elle a paru, ils semblent s'atténuer, mais persistent encore.

Parole embarrassée depuis 4 ou 5 jours et manifestement par chorée linguale.

Sensibilité et réflexes normaux. Chorée irienne accusée.

Obs. 9. — *Chorée avec modifications du caractère.* (Personnelle.) — Vara..., Marie, 11 ans. Amenée le 27 juillet 1892 à la consultation externe du Dʳ Joffroy, à la Salpêtrière pour une chorée de moyenne intensité.

A. H. Père, bien portant, ni alcoolique, ni rhumatisant. Mère, se porte bien, a eu 22 enfants. Grands-parents maternels sont morts d'apoplexie cérébrale ; grands-parents paternels sont bien portants.

A. P. Nuls. Chorée survenue il y a 15 jours sans cause.

Caractère. Depuis sa chorée, enfant devenue très entêtée, désobéissante. On est obligé de lui répéter plusieurs fois ce qu'on lui commande et d'insister pour être obéi. Et ce n'est qu'à contre-cœur qu'elle exécute ce qui lui est demandé.

Parole embarrassée depuis 8 jours. Par moments, aphasie complète. La face grimace fort peu. Elle ne rejette pas les aliments.

Obs. 10. — *Chorée avec modifications du caractère.* (Personnelle.) — Van Ded..., Jeanne, 7 ans, entrée le 23 avril 1891, salle Blache, n° 25. Service du Dr Cadet de Gassicourt à Trousseau.

A. H. Père, tuberculeux. Mère, bien portante, a 2 enfants.

A. P. A 4 ans rougeole et coqueluche, pas d'autre maladie. Il y a 5 mois, 1re atteinte de chorée qui dura 3 mois. Rechute depuis 15 jours.

Caractère. Depuis sa chorée l'enfant pleurniche, est triste ou gaie, pleure ou rit sans cause, ou quand on lui adresse la parole.

Obs. 11. — *Chorée avec modifications du caractère, troubles de la parole.* (Personnelle.) — Viol..., Lucien, 11 ans, observé le 9 juillet 1891 à la consultation externe de l'hôpital Trousseau.

A. H. Grands-parents : aucune tare nerveuse ou rhumatismale. Père, ethylique, migraineux, sujet aux névralgies, a un caractère emporté. Jamais de rhumatisme. Mère, se porte bien, a eu 5 enfants dont l'un est migraineux.

A. P. Né à terme, élevé au sein, a marché à 16 mois; 1re dentition à 15 mois; à 2 ans, varioloïde; rougeole à 1 an, fièvre muqueuse à 3 ans, pas de rhumatisme; chorée date de 15 jours, sans cause.

Caractère change depuis qu'il est malade. Enfant difficile, répondeur, querelleur, supporte mal ses frères ou sœurs, est un être insupportable pour sa famille.

Parole embarrassée depuis 15 jours. Rejet des aliments en mangeant. Sensibilité et réflexes normaux.

Obs. 12. — *Chorée, modifications du caractère.* (Personnelle.) — Dod..., Françoise, 14 ans 1/2. Entrée le 20 juin 1891, salle Blache, n° 3. Service du Dr Cadet de Gassicourt, à Trousseau.

A. H. Grands-parents paternels inconnus; père disparu, mais n'était ni alcoolique, ni nerveux, ni rhumatisant. Grands-parents maternels, rien à noter. 2 oncles paternels, se portent bien. Mère très émotive et très impressionnable. Depuis 10 ans sujette à des accidents rhumatismaux articulaires.

A. P. Née à terme, élevée au sein, a marché à 12 mois, a eu ses 1res dents à 10 mois. Rougeole à 4 ans, coqueluche à la suite, n'est pas réglée. Il y a 3 mois 1/2 a une 1re atteinte de rhumatisme subaigu. Il y a deux mois, apparition d'érythème noueux, puis chorée à la suite.

Il y a 3 ans, elle tomba à l'eau et depuis a peur le soir ; les nuits sont toujours agitées, sans cauchemars. Sensibilité, réflexes, champ visuel, normaux.

Caractère se modifie d'abord avant la chorée, mais surtout avec elle. Enfant difficile, revêche, répondeuse, ne peut plus être réprimandée. Sa mère dit qu'elle est devenue insubordonnée et insupportable. Pleure ou rit facilement, sans motif.

Obs. 13. — *Chorée, modifications du caractère.* (Personnelle.) — Gref..., Jeanne, 7 ans. Entrée le 8 avril 1891, salle Blache, n° 20. Service du Dr Cadet de Gassicourt, à Trousseau.

A. H. Père bien portant. Mère rhumatisante.

A. P. Rougeole à un an 1/2. Chorée débute il y a 3 semaines, précédée de douleurs rhumatoïdes dans les membres, n'ayant duré que 5 jours.

Caractère se modifie depuis la chorée. Enfant irascible, irritable, énervée, colère. Ces accès de colère sont fréquents et injustifiés.

Sommeil agité. Réveils fréquents dans la nuit.

Obs. 14. — *Chorée, modifications du caractère.* (Personnelle.) — Maq..., Louise, 9 ans 1/2. Entrée le 30 avril 1891, salle Blache, n° 7. Service du Dr Cadet de Gassicourt, à Trousseau.

A. H. Père mort tuberculeux. Mère bien portante, a eu une seule atteinte de rhumatisme articulaire aigu.

A. P. Diphtérie en 1887. La chorée a débuté il y a 20 jours sans cause connue.

Caractère, change depuis le début de la chorée. Enfant insouciante, ne témoigne plus son affection à ses parents, ne paraît s'intéresser à rien. Son attention diminue, sans cesse distraite, n'écoute point quand on lui parle, ne répond pas ou mal à ce qu'on lui demande. Son attention ne peut être fixée qu'à peine ou nullement même sur ce qui peut l'intéresser. Sa mère déclare que le caractère de son enfant redevient ce qu'il était quand elle était très jeune ; il lui semble que la fillette redevient « son bébé d'autrefois ».

Sommeil calme. Sensibilité normale.

Obs. 15. — *Chorée, modifications du caractère. Troubles de la parole.* (Personnelle.) — Rom..., Clémence, 10 ans. Entrée le 3 juin 1891, salle Blache, n° 20. Service du Dr Cadet de Gassicourt, à Trousseau.

A. H. Père bien portant, ni rhumatisme, ni nervosisme. Mère rhumatisante. 2 frères bien portants. Rien chez les ascendants.

A. P. Rougeole à 2 ans, scarlatine et diphtérie à 4 ans. Varicelle. Sujette à des douleurs rhumatismales. Chorée il y a 10 jours, sans cause notée.

Caractère. Enfant difficile, irritable, insubordonnée, récriminant sans cesse. Pleure presque sans cesse, triste. Tout ceci depuis le début de la chorée.

Parole saccadée ; l'enfant parle en entrecoupant les mots, s'arrêtant pour reprendre ensuite, et achever la phrase commencée. Pas de rejet des aliments en mangeant. Sensibilité normale.

L'enfant est sortie guérie en juillet de sa chorée et de son état mental.

Obs. 16. — *Chorée, modifications du caractère.* (Personnelle.) — Be...., Louis, 10 ans. Entré salle Barrier, n° 20, le 1er juin 1891. Service du Dr Cadet de Gassicourt, à Trousseau.

A. H. Père bien portant. Mère, a eu une atteinte de rhumatisme dans sa jeunesse suivie de chorée. Elle a eu 5 enfants dont l'aîné a eu, il y a 18 mois, une attaque de rhumatisme aigu, suivie de chorée.

A. P. Il y a un mois, rhumatisme articulaire aigu généralisé, suivi de cette chorée. La chorée est aujourd'hui généralisée, et très intense. Il y a quelques douleurs articulaires à type subaigu.

Caractère change au début même de la chorée. Enfant triste, ayant perdu son entrain. Pleure ou rit facilement, sans cause ou pour un motif futile.

Obs. 17. — *Chorée. Changements dans le caractère. Accès de somnambulisme.* (Personnelle.) — B.... Marie, 8 ans 1/2. Entrée le 23 nov. 1891, salle Blache, n° 2. Service du Dr Cadet de Gassicourt à Trousseau.

A. H. Père, éthylique, très nerveux, pas rhumatisant. Aucun renseignement sur les grands-parents paternels.

Mère, rien à noter. Grands-parents maternels, aucun renseignement. La mère a eu 4 enfants, dont un mort de méningite.

A. P. Née à terme, élevée au sein, a marché à 10 mois, 1re dentition vers 7 mois sans convulsions. Pas de maladies, pas de rhumatisme à noter.

En mai 1891, chorée sans cause connue qui dure 4 mois.

Il y a 15 jours, rechute sans cause appréciable.

A son entrée, la chorée est très accusée et généralisée. La face grimace. L'enfant ne peut ni manger, ni marcher seule. Elle repousse les aliments avec la langue, mais elle peut parler.

Troubles psychiques. Avant la chorée, l'enfant n'a présenté aucun trouble mental. Depuis son éclosion, son caractère est devenu emporté, irritable, indocile, très émotif. Pleure et rit facilement, sans motif.

Au début de sa chorée, la malade a eu pour la 1re fois, pendant le sommeil, des accès de somnambulisme. Elle se levait, défaisait et refaisait son lit, se promenait dans l'appartement, écrivait ou prononçait des paroles. Tous ces actes, accomplis pendant l'accès de somnambulisme, étaient inconscients et à son réveil, la malade n'en avait pas gardé le souvenir. A l'hôpital, on note de l'agitation nocturne, dort mal, mais n'accuse ni rêves, ni cauchemars.

Sensibilité normale, sauf ovarie droite.

28 décembre, sort du service ; sa chorée est guérie et son état mental presque normal.

Obs. 18. — *Chorée et modifications du caractère.* (Personnelle.) — Che... Juliette, 11 ans. Entrée le 7 déc. 1891, salle Blache, n° 7. Service du Dr Cadet de Gassicourt, à Trousseau.

A. H. Père mort de congestion cérébrale, ni rhumatisant, ni alcoolique. Mère, rien à noter. Grands-parents paternels, rien. Tante paternelle, hystérique.

A. P. seule enfant, née à terme, élevée au biberon; rougeole à 4 ans, fièvre typhoïde il y a 8 mois.

Chorée sans cause connue. A son entrée, l'enfant a une chorée très accusée, généralisée depuis 15 jours. La face grimace depuis 3 à 4 jours, 'enfant ne peut parler depuis 2 à 3 jours, mange difficilement, rejette les aliments avec la langue.

Troubles psychiques. — Dès le début de la chorée, caractère changé. Enfant irritable, colère, ne recevant plus docilement les observations. Morose, triste, indifférente à tout, perd l'entrain l'amour des jeux. Rien ne lui fait plaisir.

Sommeil agité, rêves. Un peu de chorée iridienne.

Obs. 19. — *Chorée, modifications du caractère.* (Personnelle.) — Fa... Alice, 8 ans. Entrée le 20 nov. 1891, salle Blache, n° 1, service du Dr Cadet de Gassicourt, à Trousseau.

A. H. Père, éthylique. Grand-père paternel, mort subitement. Grand'mère paternelle, de caractère irritable, très emportée. Grand-père maternel, éthylique, très emporté. Grand'mère maternelle, très emportée, a eu des crises de nerfs dans sa jeunesse. Mère, hystérique, a eu 7 enfants dont 3 sont morts du croup, d'entérite, et 1 mort-né.

A. P. Enfant née à terme, élevée au sein, 1re dentition à 10 mois sans convulsions. Marche à 14 mois. Rougeole à 6 mois. Coqueluche à 2 ans.

Il y a 2 ans, douleurs dans les membres inférieurs, sans fièvre, sans gonflement articulaire, durant 8 jours.

Chorée, débute il y a 15 jours sans cause connue. A son entrée, la chorée est généralisée depuis 5 jours. La face grimace, l'enfant ne peut se tenir debout seule, ne peut manger seule, rejette les aliments avec la langue, la mord souvent et parle avec difficulté. Aucune manifestation articulaire, pas de fièvre et l'enfant se plaint de douleurs vagues dans les membres depuis 15 jours.

Troubles psychiques. Caractère devient difficile; pleurs faciles sans cause ou pour un rien. Très irritable, très agitée, ne peut fixer son attention; quand on parle à la malade, ne semble point comprendre, ne répond pas ou à peine. Insensible à ce qui se passe autour d'elle, reste couchée, la tête enfoncée dans son oreiller ou cachée sous les couvertures.

Sommeil agité, cependant ne paraît pas être troublé par des rêves. Sortie guérie en janvier 1892 de sa chorée et son état mental redevenu normal.

Obs. 20. — *Chorée, modifications du caractère, rêves et cauchemars.* (Personnelle.) — Pet... Gustave, 10 ans 1/2. Entré le 19 déc. 1891, salle Barrier, n° 3, service du D' Cadet de Gassicourt, à Trousseau.

A. H. Père, rien à noter. Grands parents paternels, rien à noter Grand-père maternel, mort alcoolique, caractère vif et emporté. Grand'mère maternelle, rien à noter.

Mère, a eu la chorée à 16 ans. Caractère vif et emporté, a la sensation fréquente de la boule hystérique.

A. P. Seul enfant, né à terme, élevé au biberon, a marché à 14 mois, 1re dentition à 15 mois, sans convulsions. Rougeole à 6 ans. Chorée il y a 1 mois, sans cause connue. Depuis 15 jours s'accuse et depuis 8 jours très accentué.

A son entrée, on voit que la chorée est généralisée, intense. L'enfant ne peut marcher, manger, se lever, s'habiller seul. Face grimace, mais pas de rejet des aliments.

Caractère, se modifie depuis l'apparition de la chorée. Enfant irritable, volontaire, répondeur, boudeur, bref insupportable. Cette indocilité s'est accrue avec l'incoordination motrice.

Sommeil : depuis 3 jours, rêve, cauchemars terrifiants, réveils en sursaut.

Parole difficile depuis 6 jours. *Sensibilité* normale sauf chorée iridienne.

Obs. 21. — *Chorée, modifications du caractère.* (Personnelle.) — Mar... Emilie, 8 ans. Entrée le 13 janvier 1892, salle Bouvier, n° 8, service du D' Moizard, à Trousseau.

A. H. Père, alcoolique. Grand-père paternel, rien à noter. Grand'mère paternelle, sujette à l'eczéma facial. Grand-père maternel, mort de ramollissement cérébral. Grand'mère maternelle, rien à noter; de même que chez la mère qui a eu 5 enfants, tous bien portants.

Absence complète de rhumatisme.

A. P. Née à terme, élevée au sein, a marché à 1 an, a commencé à parler à 10 mois, 1re dentition à 5 mois. Coqueluche à 2 ans, variole à la suite. Rougeole à 4 ans. Chorée, il y a 15 jours sans cause connue.

A son entrée, la chorée est généralisée. L'enfant ne peut se tenir sur les jambes et manger seule. Face grimace un peu, pas de rejet des aliments.

Caractère. Jusqu'à la chorée, l'enfant est douce, gentille, obéissante. Depuis, la mère remarque (et s'en alarme) que sa fille est énervée, indocile, insupportable.

Sommeil bon. *Parole* embarrassée; l'enfant articule les mots péniblement et avec effort. *Sensibilité* normale, sauf ovarie double.

En janvier 1892, la chorée est très améliorée et l'état mental, dit sa mère, presque normal.

Obs. 22. — *Chorée, modification du caractère.* (Personnelle.) — Al...
Lydie, 15 ans. Entrée le 7 décembre 1891, salle Blache, n° 30, service du
D' Cadet de Gassicourt, à Trousseau.

A. H. Père, rien à noter. Grand-père paternel, rien. Grand'mère paternelle, rhumatisme chronique. Grand-père maternel, rien. Grand'mère
maternelle morte subitement. Mère, rien, a eu 9 enfants, 2 fausses couches. La malade est le 6e enfant.

A. P. Née à terme, élevée au sein, a marché à 8 mois 1/2 ; 1re dentition
commence à 4 mois, rougeole et coqueluche à 2 ans. L'enfant a eu 7 atteintes de chorée. La 1re remonte à 7 ans et fut causée par la peur. Cette
fois, elle remonte à 2 mois, a été causée par la peur. L'enfant a failli être
saisie par une courroie de transmission à l'atelier où elle travaillait. Chaque atteinte de chorée a été plus forte que la précédente et celle-ci est la
plus accusée.

A son entrée, chorée généralisée, et très intense.

Troubles psychiques. Caractère devenu méchant, grognon, insupportable. Enfant indocile, obéit avec peine, ne reçoit plus les réprimandes, très surexcitable, et très émotive. Pleure ou rit sans cause. Sujette
à des idées noires, à des moments de profonde tristesse. Tous ces troubles datent du début de la chorée, et se sont accentués avec elle.

Sommeil très agité. *Sensibilité* normale, sauf ovarie double, chorée
iridienne.

25 oct. La malade quitte le service. La chorée persiste un peu. L'enfant est plutôt triste, peu expansive, mais plus docile, sans toutefois être
redevenue ce qu'elle était avant la chorée.

Obs. 23. — *Chorée, modifications du caractère, troubles de la parole.*
(Personnelle.) — Che..., Berthe, 14 ans. Entrée le 16 décembre 1891, salle
Blache, n° 28, service du D' Cadet de Gassicourt, à Trousseau.

A. H. Grands-parents paternels et maternels, rien. Père mort en 1884,
d'entérite cholériforme, très nerveux, emporté, vif, sujet à la colère. Mère,
rien. Un frère de la malade, âgé de 18 ans, est paralysé depuis l'âge de
6 ans, à la suite de convulsions. Une autre sœur est morte jeune dans les
convulsions. Jamais de rhumatisme.

A. P. Rien à relever d'important. Réglée depuis 1 an régulièrement. Il
y a un an, la malade a eu une grande frayeur. L'appartement où elle
demeure avait été dévalisé par des malfaiteurs qui avaient tout brisé dans
les chambres. Rentrée la première et seule dans ces pièces, elle fut vivement impressionnée par le désordre qu'elle constatait et terrorisée par
la vue des dégâts commis. A partir de ce moment, elle pâlit, devient
anémique, est maladroite de ses mains. Puis enfin, 10 mois après, la
chorée est manifeste. A son entrée, la chorée date de deux mois, elle est
généralisée, plus accentuée du côté gauche.

Caractère, change depuis le début de la chorée. Enfant insubordonnée, irritable, récrimine contre les réprimandes, très émotive, pleure ou rit facilement.

Sommeil excellent. *Parole* difficile depuis un mois. Aphasie complète au début pendant 3 ou 4 jours. Aujourd'hui, la parole est meilleure mais encore difficile.

C'est avec beaucoup de peine qu'elle articule certains mots.

Sensibilité normale sauf un peu d'ovarie gauche.

Obs. 24. — *Chorée, modifications du caractère, troubles visuels et de la parole.* (Personnelle.) — Bel..., Michel, 14 ans. Entré le 26 décembre 1891, salle Barrier, n° 28, service du Dr Cadet de Gassicourt, à Trousseau.

A. H. Nuls pour les grands-parents paternels. Père, mort asthmatique, ni alcoolique, ni nerveux. Grand-père maternel, rien. Grand'mère matelle, morte d'apoplexie cérébrale. Mère, morte de péritonite, a eu 8 enfants dont 2 morts jeunes. Une sœur du malade est d'un caractère violent et emporté. Pas de rhumatisme. Deux tantes de la mère de notre malade ont été internées dans un asile pour folie.

A. P. Né à terme, élevé au sein, n'a marché et parlé qu'à 2 ans 1/2. A 1 an, convulsions à la suite desquelles il y a un strabisme convergent des 2 yeux. Rougeole à 3 ans. Scarlatine à 10 ans. Chorée débute il y a 2 mois sans cause connue. A son entrée, elle est généralisée et de moyenne intensité.

Caractère, change dès le début de la chorée, et se modifie plus avance la chorée. Enfant turbulent, tapageur, répondeur, indocile, capricieux, insupportable pour tout le monde.

Parole. Au début de la chorée, il pouvait à peine articuler les mots et parlait avec difficulté. Maintenant, ces troubles sont peu accusés. Il n'y a cependant aucune chorée des muscles de la langue.

Troubles visuels. Pendant 15 jours, l'enfant voyait « des étincelles ». Il ne pouvait lire ou écrire, tant la vue était troublée.

De temps à autre encore même symptôme.

Le malade n'a pu être observé que jusqu'au 31 décembre.

Obs. 25. — *Chorée, modifications du caractère, cauchemars.* (Personnelle.) — Dub..., Jeanne, 11 ans. Entrée le 6 oct. 1891, salle Blache, n° 4, service du Dr Cadet de Gassicourt, à Trousseau.

A. H. Nuls pour les grands-parents. Père, mort tuberculeux. Mère, hystérique, a eu 6 enfants dont 4 mort-nés. Pas de rhumatisme.

A. P. Née à terme, élevée au sein, a marché à 11 mois, a parlé à 14 mois, sujette aux bronchites, rougeole à 3 ans, à la suite apparition d'une tumeur blanche du genou gauche, pas de rhumatisme. 1re atteinte de chorée il y a 4 ans, dure 3 mois, surtout du côté gauche. 2e même durée, même accentuation à gauche. En 1890, 3e atteinte dure 4 mois, plus marquée encore à gauche. Enfin 4e atteinte actuelle, depuis 3 semaines.

Caractère. Depuis la dernière rechute l'enfant est devenue facilement irritable, riant ou pleurant facilement, sans motif. Ne joue plus comme d'ordinaire, n'a plus d'entrain, délaisse ses petites camarades, se plaît seule, triste, maussade, grognon.

Sommeil mauvais, agité de cauchemars, rêves pénibles. Nous quittons la malade le 31 décembre. La chorée est à peu près guérie. L'état mental, qui a marché de pair avec elle, est à peu de chose redevenu normal.

Obs. 26 — *Chorée, modifications du caractère.* (Personnelle.) — Bac..., Eugénie, 12 ans. Entrée salle Blache, n° 24, le 23 avril 1891, service du Dr Cadet de Gassicourt, à Trousseau.

A. H. Nuls, pas de rhumatisme. Mère a eu 8 enfants dont 2 morts de méningite, de pneumonie.

A. P. Nuls. Chorée date de 4 jours, sans cause connue.

Caractère. Les troubles psychiques ont précédé la chorée et se sont accrus avec elle. Enfant irritable, inattentive, indocile, insupportable. Le 18 mai, l'enfant est sortie du service, guérie de sa chorée, avec un état mental normal.

Dans 14 autres observations de chorée, que nous ne reproduisons point, nous avons noté encore des modifications plus ou moins accusées dans le caractère des malades.

Obs. 27. — *Chorée, modifications du caractère, terreurs nocturnes.* Bourneville. *Arch. de Neurologie*, 1880, t. I. (Résumée.) — Sol..., Henri, 6 ans 1/2. Très nerveux, tempérament lymphatique. 1re atteinte de chorée en 1884, 2e en fév. 1885.

Prodromes devançant la chorée de 3 à 4 semaines : la mère a remarqué que son enfant était devenu « songeur »…..

Il a des frayeurs nocturnes, ne veut coucher que dans les bras de son père. Devenu très émotionnable, si on le regarde, il croit qu'on se moque de lui, et pleure. Caractère modifié : il déchire ses effets, ses bas, ses souliers, autrefois il était très soigneux. Il a des envies de pleurer, est triste dans la journée, a refusé de jouer avec ses frères, est resté couché sur un tapis (10 fév.) Le 19 mars, chorée et état mental se sont améliorés également-ment.

Obs. 28. — *Chorée avec changements dans le caractère.* Bouchaud de Lommelet. *Revue des mal. de l'enfance*, 1888-89. (Résumée.) — D..., Marie, 3 ans 1/2,

A. H. Père, rhumatisant. Mère, délicate et scrofuleuse. Seule enfant. Chorée depuis 1 mois. *Caractère* change. Enfant perd sa gaieté, est difficile, irritable, chagrine.

Obs. 29. — *Chorée précédée de modifications du caractère.* Obs. I, th. de Pigelet, 1886. (Résumée.) — Enfant de 10 ans.

A. H. Père, rhumatisant, nerveux, éthylique. Mère, une sœur et un frère du malade bien portants. Parmi les troubles prodromiques de la chorée chez cet enfant, on note : perte de la gaieté, bouderies peu justifiées.

Obs. 30. — *Chorée, modifications du caractère, de l'intelligence,* Obs. X. th. de Pigelet. (Résumée.) — Garçon de 13 ans.

A. H. Père, bien portant. Mère, un peu nerveuse.

A. P. 1re atteinte de chorée il y a 5 ans, causée par la frayeur.

2e il y a trois semaines, de même origine.

Caractère très impressionnable, pleure ou rit facilement, très irascible.
La face a une expression continuelle d'inquiétude.

Obtusion intellectuelle, répond par monosyllabes, d'une façon peu précise. On parle à la fin de l'obs. de l'émotivité persistante chez le malade, qui se trouble facilement quand on lui parle, mais dont le visage a repris une expression sereine, et dont l'intelligence paraît revenir normale. Mais, à ce moment, l'enfant ne présentait déjà plus de chorée et quand il est sorti de l'hôpital, il était bien portant.

Obs. 31. — *Chorée, modifications du caractère.* Obs. XX. Pigelet. (Résumée.) — Fille de 13 ans, a déjà eu 2 atteintes de chorée. Cette 3e dure depuis 3 semaines.

Caractère bizarre et changeant. Riant et pleurant facilement ; le ventre était très douloureux à la pression. — A. H. nuls.

Obs. 32. — *Chorée. Lancet,* 1842. Chowne. (Résumée.) L'auteur cite 3 obs. de chorée dans lesquelles il mentionne le défaut de suite dans les idées de ses malades.

Obs. 33. — Dieudonné. *Journ. de méd., chimie et pharm. de la Soc. des sc. méd. et nat. de Bruxelles,* 1848. — Fille de 9 ans, atteinte de chorée : devient moins gaie et moins joyeuse.

Obs. 34. — Obs. III. Guibert. *Gaz. hebd. des sc. méd. de Montpellier,* fév. 1890. — Fillette de 15 ans, atteinte de chorée, suite de peur avec modifications du caractère.

Obs. 35. — Obs. IV. Debray. *Jour. méd. et chir. pharm., Bruxelles,* 1889. — Fille de 18 ans, choréique. *Caractère* se modifie, devient irritable. *Idées de suicide.* Elle casse tout autour d'elle. *Sommeil* agité de rêves et de cauchemars. Elle guérit de sa chorée et de son état mental.

Obs. 36. — F. Barrier. *Mal. de l'enfance,* t. II. Fillette de 8 ans, chorée, suite de frayeur. Elle fut précédée de changement dans le caractère qui devint timide, inquiet. L'enfant est irrascible, capricieuse. Intelligence nette, paroles rares. A la fin de la maladie, irritabilité extrême. Mort.

Obs. 37. — Moynier. Thèse, Paris. Obs. XXV. (Résumée.) — Fille de 17 ans, chorée, étrangeté dans ses manières, incohérence dans les idées, grande vivacité dans le caractère.

Obs. 38. — Digoy, Thèse, Paris. Obs. I. (Résumée.) — Enfant de 11 ans. A. H. Père, irritable, chorée à la suite de la frayeur causée par l'entrée des troupes à Paris, au moment de la Commune.

A l'école, est remarquable par son intelligence, mais en grandissant est de plus en plus grossier avec ses camarades, ses parents, ses frères. A des accès d'emportement dans lesquels il casse tout et frappe son entourage. Ne peut tenir en place, incapable de travail régulier, d'attention soutenue.

Intelligence et mémoire plus actives que de coutume.

Sommeil troublé par des rêves effrayants.

CHAPITRE II

Troubles intellectuels.

Ces troubles existent rarement à l'état isolé, ils s'associent le plus souvent aux modifications de la sensibilité morale.

Pour Rufz, les malades conservent « l'entier exercice de leurs sens « et de leurs facultés intellectuelles ». Comme lui, Blache n'a jamais remarqué d'affaiblissement intellectuel, ni ce premier degré d'imbécillité dont parlent Georget et Bouteille.

Pour Valleix, dans la chorée chronique seule, il y a des troubles intellectuels. S'ils existent dans les autres, c'est par coïncidence.

Andral et de Niemeyer partagent la même opinion. « Un degré « plus ou moins prononcé d'hébétude, de faiblesse est la règle dans « les chorées chroniques généralisées. Les chorées partielles ou très « limitées peuvent persister au contraire indéfiniment sans troubler « l'intelligence. »

Plus récemment, J. Simon dans une clinique prétend que « chez les « choréiques vrais il n'y a pas de troubles intellectuels ». S'ils existent, ils sont liés à une lésion encéphalique. Et il ajoute que chez le choréique « il y a un peu de tristesse, il est agacé, ce qui tient aux « mouvements insupportables qu'il éprouve ; à la fin de l'affection il « devient parfois paresseux, il reste triste ; il est fatigué, épuisé. Mais « là, se bornent tous ses troubles cérébraux, et il a l'intelligence d'un « enfant de son âge. Avant sa chorée, il n'avait aucun trouble intellec- « tuel, et ceux qu'il a éprouvés disparaissent au moment de la gué- « rison de la maladie ».

Périsson prétend aussi que seul le caractère se modifie, les facultés intellectuelles restent les mêmes ou à peu près. Souvent, en effet, ces troubles intellectuels sont peu accusés, masqués par les symptômes physiques et ressortent peu chez les jeunes sujets. Mais ils existent et nos observations arriveront à l'appui.

Ils ne sont pas rares, mais peu communs, d'après Ollivier.

Ils n'existent pas dans tous les cas, comme le dit M. Joffroy, « versatilité toute spéciale des sentiments, motilité, accompagnées ou « non d'inaptitude au travail, de perte de la mémoire ». Fouilhoux les attribue à tort d'après Marcé « à l'incohérence des organes destinés « à la locomotion ou à la parole ».

Ces troubles portent sur l'intelligence, la mémoire, l'attention.

Article premier. — **Intelligence.** — D'après le professeur Brouardel, la chorée est une névrose intéressant la motilité aussi bien que la sensibilité et l'intelligence. Celle-ci diminue beaucoup (Moynier). Ils ne comprennent pas facilement ce qu'on leur dit et souvent ils ne manifestent leur intelligence que par l'impatience qu'ils ont de ne pouvoir répondre aux questions.

L'intelligence s'affaiblit parfois à un point tel qu'il y a incapacité de travail, aversion pour tout exercice intellectuel.

D'ailleurs, il serait mal toléré ; les malades, étant incapables d'efforts soutenus, ont de la peine à rassembler leurs idées et même « une incapacité absolue de penser » (Ziemssen).

Ceci se remarque surtout dans les écoles. L'activité intellectuelle, l'aptitude au travail des petits malades baissent et de bons élèves ils deviennent de mauvais sujets, intellectuellement parlant, dit Trousseau. Aussi, Ch. Lasègue traite-t-il leur état mental « d'état mental « inférieur ». Et il dépeint le malheureux choréique « paresseux, bêta, « indolent, à peine irritable par intervalles et avec ce dessous d'infé- « riorité intellectuelle réelle, se laissant aller à des mouvements désor- « donnés ». Et plus loin, il le montre sans équilibre « demandez dans « son pensionnat, dit-il, ce qu'on pense de lui. Il est charmant, mais il « est distrait, il manque d'attention ; euphémisme sous lequel le profes- « seur cache à la famille l'absence d'aptitudes, le défaut d'intelligence ». Le malade est lourd d'esprit, obtus et borné dit Gray. L'absence de justesse dans la formation des idées, ce déséquilibrement intellectuel fait que « ces enfants baissent rapidement parmi leurs camarades et « tombent au dernier rang.... Ils se trouvent alors dans un état d'hé- « bétude et d'engourdissement qui les rend presque semblables à des

« idiots ».(Professeur Ball.)Ce n'est point là l'indice d'une complication cérébrale de la chorée, comme le veut Bouillaud, car, affirme Trousseau, « dans la très grande majorité des cas, l'intelligence est troublée « à un degré quelconque dans la chorée. Elle est aussi souvent affaiblie « que la motilité elle-même ». Un pas de plus, et les malades revêtent le certain degré d'imbécillité dont parlent Sandras et Georget. Ils arrivent à cet état d'idiotisme signalé par Rilliet et Barthez, Monneret et Fleury, le professeur G. Sée. Ce qui justifie la parole de West « les manières de l'enfant sont presque celles d'un idiot ». Cette imbécillité ne se rencontrerait d'ailleurs que dans les cas graves et de longue durée. Rousse a prétendu qu'une pression continuée un certain temps sur les zones douloureuses que présentent les malades augmente et la chorée et l'obtusion intellectuelle, dans de telles proportions que pendant quelques heures ou même une journée, le malade est incapacable de parler et de donner des preuves d'intelligence. Nous n'avons pas trouvé à vérifier le fait, mais nous pensons qu'il ne pourrait l'être efficacement que chez les malades offrant la coexistence de l'hystérie et de la chorée.

Article deuxième. — **Mémoire.** — Henoch n'a jamais observé la perte de la mémoire chez ses malades.

Cette faculté serait au contraire la plus troublée pour Sollier. La mémoire, chez les choréiques, s'affaiblit, baisse plus ou moins, et même disparaît complètement mais passagèrement. Ils ont de la difficulté pour apprendre et une grande facilité pour oublier ce qui a été appris. Ils oublient ce qu'on leur a dit, les courses ou commissions qu'ils doivent faire. Ces troubles seraient surtout marqués au réveil ; le soir, la mémoire reprendrait un peu de son énergie (Marcé). Nous n'avons point fait cette remarque. Pour peu que la chorée persiste chez les malades, ils ne conservent rien de ce qu'ils avaient appris antérieurement, et quelquefois leur instruction doit être complètement recommencée. Ce qui a été appris pendant la chorée est perdu complètement pour le malade. Ceci a une importance scolaire (Sollier). Ils en arrivent à oublier la lecture et l'écriture (C. de Gassicourt). A l'école, l'enfant ne sait plus ses leçons, ne retient pas ce qu'on lui enseigne ; rentré chez lui, livré à lui-même, il est incapable de faire ses devoirs alors même qu'ils lui ont été bien expliqués et qu'il paraissait avoir compris.

Après la chorée, quand la mémoire revient, le malade se souvient des faits antérieurs à la maladie, et non de ceux qui ont trait à la phase aiguë.

D'après Wassitch, vu la corrélation entre les idées et les mouvements, mémoire et intelligence s'affaibliraient parce qu'elles ne pourraient se rappeler à volonté les faits qu'elles avaient gardés.

Pour Sollier, les troubles de la mémoire sont dus au défaut d'attention des malades et à l'instabilité de leurs idées. Nous jugeons cette assertion la mieux fondée.

ARTICLE TROISIÈME. — **Attention.** — Quoi de plus difficile que de fixer l'attention des choréiques ! Ils sont oublieux, inattentifs, incapables de tout travail suivi. Ils ne peuvent soutenir longtemps une conversation, « leurs pensées bondissent comme leurs muscles », dit Steiner. Ils passent rapidement d'un sujet à un autre et si on les retient on les voit rougir, devenir embarrassés, avoir des vertiges, des malaises et finalement s'échapper en pleurant. Traitant ce sujet, Moynier dit : « ils ne peuvent fixer leur attention ou se livrer avec suite aux occupations de l'esprit. Leur mémoire diminue, ils oublient ce qu'ils savaient et ne peuvent apprendre de nouvelles choses qu'avec beaucoup de difficulté ».

Obs. 30. — *Chorée, modifications du caractère, de l'attention, des sentiments affectifs.* (Personnelle.) — Paul..., Marguerite, 7 ans. Entrée le 15 juin 1892, salle Barrier, n° 13 *bis*, service du Dr Moizard, à Trousseau.

A. H. Grands-parents paternels, rien à noter. Père, mort tuberculeux, éthylique renforcé, ni nerveux, ni rhumatisant. Mère, hystérique, pas rhumatisante, a eu 2 enfants et un mort-né. Grands-parents maternels, rien à noter. Deux tantes et un oncle paternels sont morts dans les convulsions. Une autre tante paternelle a été placée comme idiote à la Salpêtrière.

A. P. Première dentition à 8 mois, a marché vers 14 mois, a commencé à parler à 18 mois. Bronchite et variole à 15 mois. Rougeole à 6 ans, coqueluche à la suite. Il y a 4 ans, convulsions à la suite desquelles s'est établi un strabisme interne permanent de l'œil droit.

Chorée, débute il y a 15 jours. Cause probable, une réprimande sévère pour une chose futile.

Caractère modifié depuis la chorée. Enfant insupportable, volontaire, ne supporte plus les observations, pleure facilement, rit sans motif.

Emotivité considérable. L'examen médical la fait pleurer beaucoup, il est difficile de lui inspirer de la confiance.

Sentiments affectifs. Avant sa chorée était plutôt indifférente, depuis au contraire, devenue très affectueuse et très caressante.

Attention. Elle est une enfant très inattentive. Difficulté de fixer son attention. Par moments, dit sa mère, elle est comme une « idiote ». Il semble qu'elle ait une idée fixe à laquelle elle pense et qui paraît absorber toute son attention. N'ayant plus aucun entrain aux jeux de son âge, elle est indifférente à tout.

Intelligence et mémoire, normales.

Sensibilité normale. *Sommeil* très agité, ni rêves, ni hallucinations. *Parole.* L'enfant bégaye, hésite à parler, semble chercher ses mots, prononce d'une façon peu intelligible. Elle mange seule et ne rejette pas ses aliments.

Obs. 40. — *Chorée, changement du caractère, diminution de l'intelligence, idées noires.* (Personnelle.) — Cun..., Eugénie, 13 ans. Entrée le 20 juillet 1891, salle Blache, n° 6, service du Dr Cadet de Gassicourt, à Trousseau.

A. H. Père emporté, pas éthylique. Nuls, pour les grands-parents paternels. Mère migraineuse et hystérique, a eu 5 enfants dont un mort de diphtérie.

Pas de rhumatisme.

A. P. Née à terme, élevée partie au sein, partie au biberon. Première dentition à 13 mois, n'a marché qu'à 17 mois. Coqueluche à 4 ans. Rougeole à 7 ans, scarlatine à 10. Pas de rhumatisme. L'enfant est sujette aux névralgies et à la migraine, ne porte pas de stigmates hystériques, sauf de l'ovarie droite.

Chorée débute à 8 ans. Elle fut causée alors par l'incendie qu'alluma chez elle, par mégarde, l'enfant elle-même. Depuis, a eu 3 rechutes, dont celle-ci depuis 2 mois.

Caractère, se modifia dès la 1re atteinte. Enfant entêtée, difficile, etc. A chaque récidive, mêmes modifications. En dehors de la chorée, caractère facile, doux et docile.

Intelligence diminue à chaque atteinte, mais en dehors de la chorée, reprend son niveau normal.

Idées noires, pendant le cours de la chorée, et disparaissant avec elle.

Parole embarrassée; rejet des aliments avec la langue.

Obs. 41. — *Chorée, modifications de la sensibilité morale, de l'intelligence, de la mémoire, de l'attention. Rêves, terreurs nocturnes, accès de manie, troubles de la parole.* (Personnelle.) — Mess..., Jeanne, 13 ans. Entrée le 13 juin 1892, salle Blache, n° 24. Service du Dr Legroux à Trousseau.

A. H. Père, éthylique, caractère emporté. Mère, se porte bien, a eu 15 enfants dont la malade est la 13e, 7 sont vivants, 8 sont morts, tous dans les convulsions. Pas de rhumatisme.

A. P. Née à terme, élevée au sein et au biberon, a marché à 3 ans; 1re dentition à 9 mois, avec convulsions; n'a parlé qu'à 18 mois. Rougeole à 18 mois.

Chorée, une 1re fois il y a 3 ans, dura 4 mois, causée par la frayeur de son père rentré à la maison en état d'ivresse. 2e fois, il y a 8 jours, sans cause notée.

Avant sa chorée, enfant intelligente, d'un bon caractère, mais depuis a changé.

Caractère. Enfant méchante, haineuse contre ceux qui la réprimandent, grognon, elle pleure sans cesse et sans cause. Triste, sans entrain. Son affection a diminué, elle ne supporte ni ses frères, ni ses sœurs.

Intelligence a faibli. Elle ne comprend pas tout ce qu'on lui dit.

Mémoire diminue; elle oubliait les commissions pour lesquelles elle était sortie.

Parole devenue difficile depuis le 10 juin. Il semble que la malade ne trouve plus les mots qu'elle doit dire. Si on lui parle, elle fait effort pour répondre, cherche à exprimer sa pensée, n'articule que des sons inintelligibles et finalement pleure abondamment. Ne rejette pas les aliments en mangeant.

Attention, presque impossible à fixer. Quand on lui parle ou quand on l'interroge, elle répond à peine, comme à regret, et si on insiste elle pleure, se cache la figure dans ses mains à la façon des idiots, tourne le dos et on ne peut plus la faire ressortir de cet état.

Sommeil, tourmenté par des rêves tristes, réveils en sursaut; l'enfant a peur, se lève, va se réfugier auprès de sa mère. Avant la chorée, rien de semblable.

Tous ces troubles existèrent lors de la 1re atteinte de chorée. Ils disparurent avec elle et elle redevint naturelle. Avec cette nouvelle rechute ils réapparaissent encore.

13 juin. A son entrée, voici quel est l'état de la malade. Sa chorée est généralisée et de moyenne intensité. L'enfant est grande, blonde. Si on l'interroge, il faut répéter plusieurs fois la question, elle ne semble point comprendre et ne parvient que difficilement à fixer son attention. Elle pleure quand on lui parle et ne répond pas. Étendue dans son lit, elle reste inattentive à ce qui l'entoure. Son faciès est triste, morose et par moments hébété. En prolongeant l'examen, elle se met à pleurer, s'agite, tourne le dos, refuse toute nouvelle exploration. Sensibilité normale dans ses divers modes.

Le 15. Pendant la nuit, agitation considérable, elle s'est levée, voulait partir chez elle, était très excitée. Ni délire, ni élévation de température. Elle était plus calme au matin.

Le 17. Elle s'est encore levée pendant la nuit. Elle voulait partir et quitter la salle. Dans la journée, elle est plus calme, néanmoins par moments elle crie, pleure, s'agite sans motifs.

Le 18. Terreurs nocturnes. Quand on lui parle, pleure et ne répond pas. Il faut répéter plusieurs fois pour attirer son attention. Par moments, elle parle assez distinctement, et dans d'autres il y a presque de l'aphasie. Le facies est moins hébété. Son aspect devient moins sauvage et moins triste.

Le 21. Sommeil meilleur depuis 2 nuits. Elle n'a pas présenté d'autres accès de manie.

Difficulté persiste de fixer son attention. Parole reste embarrassée et peu intelligible; répond par monosyllabes à une demande plusieurs fois réitérée. Elle reconnaît bien sa mère qui vient la voir. Mais si on lui parle, elle pleure, tourne le dos et ne semble plus faire aucune attention à la personne qui est auprès d'elle, quelle qu'elle soit. Le facies est encore moins hébété depuis 2 jours. Elle ne témoigne un désir que par des pleurs C'est sa seule façon de communiquer avec le monde extérieur. Nous n'avons pu suivre plus loin cette intéressante malade.

Obs. 12. — *Chorée, modifications du caractère, de l'attention, troubles de la parole.* (Personnelle.) — O..., Emée, 12 ans 1/2. Entrée le 16 juin 1892 salle Bouvier, n° 12 *bis*. Service du Dr Moizard, à Trousseau.

A. H. Grands-parents paternels, caractère vif et emporté. Grands-parents maternels, rien. Père tuberculeux, alcoolique, de caractère vif et emporté. Mère se porte bien, caractère calme. Pas de rhumatisme. 10 enfants dans la famille, 6 sont morts dans les convulsions. Les 4 autres ont eu des convulsions au moment de leur dentition.

A. P. Née à terme, élevée au sein, a marché à un an. 1re dentition à 7 mois avec convulsions, n'a parlé qu'à un an. Rougeole à 6 ans, précédée de coqueluche. Chorée, date de 6 semaines, sans cause notée.

Caractère modifié, surtout depuis 15 jours. Enfant insupportable. Elle s'emporte, ne supporte aucune réprimande; turbulente, pleure et rit sans motif. S'ennuie beaucoup; caractère très mobile.

Ne supporte ni ses frères, ni ses sœurs, s'emporte contre eux et les rudoie. Intelligence et mémoire normales. Depuis sa chorée, offre par moments un air hébété et idiot.

Attention difficile à fixer et à maintenir.

L'enfant est très craintive. La mère affirme que tous ces symptômes n'existaient pas avant la chorée.

Parole embarrassée. L'enfant bégaye un peu, hésite en parlant, paraît chercher ses mots qui ne lui viennent pas aisément. *Sommeil* très bon. *Sensibilité* normale, sauf ovarie droite.

Le 24 juin, chorée et état mental ont presque complètement disparu.

Obs. 43. — *Chorée, modifications du caractère, troubles intellectuels.* (Personnelle.) — D..., Fernande, 10 ans, entrée salle Blache, n° 1, le 8 octobre 1891, service du D' Cadet de Gassicourt, à Trousseau.

A. H. Père, ni alcoolique, ni rhumatisant. Mère, hystérique, a perdu son père, sa mère, ses frères et sœurs de tuberculose pulmonaire. Elle a eu 2 enfants, dont l'un est mort dans les convulsions à 3 mois 1/2.

A. P. Née à terme, élevée au sein et au biberon, a marché à 16 mois ayant été *nouée.* Première dentition à 16 mois seulement. Rougeole à 4 ans; depuis, tousse un peu.

Il y a 18 mois, première atteinte de chorée causée sans doute par la frayeur d'un chien; elle dura 3 mois.

Il y a un mois, rechute sans cause notée. La chorée est d'une grande intensité.

Caractère modifié depuis cette rechute. Enfant désagréable, indocile, très émotive, rit ou pleure sans motif.

Intelligence atteinte aussi. Par moments même, absence complète de cette faculté, la malade ressemble alors à une « idiote ».

Sensibilité normale. *Parole* troublée mais manifestement par la chorée des muscles de la langue.

Obs. 44. — *Chorée, modifications du caractère, de l'intelligence, de la mémoire, troubles de la parole.* (Personnelle.) — Mon..., Victorine, 12 ans. Entrée le 23 juin 1891, salle Blache, n° 7, service du D' Cadet de Gassicourt, à Trousseau.

A. H. Nuls pour les grands-parents et le père de la malade. Mère, sujette à des névralgies, fut atteinte de chorée pendant la grossesse de cette enfant. Elle eut 4 enfants, dont un est mort dans les convulsions. Pas de rhumatisme.

A. P. Née à terme, élevé au sein, a marché à 13 mois. Rougeole à 9 ans. Chorée, depuis 5 jours sans cause connue.

Caractère, se modifie depuis le début de la chorée, et alarme sa mère. Enfant émotive, irascible, pleurant et riant facilement, sans cause.

Intelligence et mémoire, diminuent, au point que sa mère dit que l'enfant a l'air d'une « idiote ».

Sommeil troublé par des rêves pendant lesquels l'enfant parle haut. Pas de cauchemars. *Parole* troublée depuis 5 jours. L'enfant parle mal, avec grande difficulté; ne rejette pas les aliments en mangeant.

Sensibilité et *réflexes* normaux. Chorée irilienne, accusée.

Obs. 45. — *Chorée, modifications du caractère, de l'attention.* (Personnelle.) — Bar..., Eugénie, 12 ans, entrée le 13 avril 1891, salle Blache, n° 21. Service du D' Cadet de Gassicourt, à Trousseau.

A. H. Nuls chez les ascendants des parents. Pas de rhumatisme. La mère a eu 8 enfants, dont 2 morts de méningite. Chorée, depuis 4 jours. D'emblée et très intense.

Caractère change avant l'éclosion de la chorée. Enfant capricieuse, irritable, méchante, insubordonnée. Ces troubles augmentent à l'approche de la chorée, et quand elle se manifeste, ils ont une plus grande intensité.

Attention très manifestement perturbée. Enfant d'une grande mobilité de désirs, de caprices, de paroles. On ne peut ni fixer, ni maintenir son attention.

Obs. 46. *Chorée, modifications du caractère, diminution de l'attention.* (Personnelle.) — M..., Louise, 9 ans 1/2. Entrée, le 30 avril 1891, salle Blache, n° 7. Service du Dr Cadet de Gassicourt, à Trousseau.

A. H. Père, mort phtisique. Mère, a eu une attaque de rhumatisme aigu dans sa jeunesse.

A. P. Diphtérie en 1887. Chorée depuis 15 jours sans cause connue, depuis 8 jours assez intense.

Caractère change avec la chorée et plus elle augmente plus il est modifié. Il devient de plus en plus enfantin et au-dessous des goûts de son âge. Indifférente à tout, insouciante.

Ces phénomènes n'existaient pas avant la chorée.

Attention diminue, puis se perd au point que l'enfant passe du rang de bonne élève à celui des plus mauvaises de sa classe.

Obs. 47. — *Chorée, modifications du caractère, perte de la mémoire, incontinence nocturne d'urine.* (Personnelle.) — Méné..., Lucien, 13 ans, entré, salle Barrier, n° 8, le 10 mai 1892. Service du Dr Legroux, à Trousseau.

A. H. Nuls pour les grands-parents. Père, alcoolique, souffrait d'une sciatique, mort tuberculeux. Mère, morte tuberculeuse à 40 ans. Elle avait eu la chorée dans son enfance, très nerveuse, avait un caractère vif et emporté. Pas de rhumatisme. Elle eut 10 enfants dont 6 morts jeunes. Des 4 survivants, un est tuberculeux.

A. P. Né à terme, élevé au sein, a marché à 10 mois, a commencé à parler à 10 mois. Bronchite à 18 mois, rougeole à 8 mois et coqueluche à 2 ans. 1re atteinte de chorée, il y a 4 ans, causée par la peur d'une correction imméritée. Dura un mois et disparut sans laisser de traces. Pendant cette chorée, il y eut des modifications du caractère, perte de la mémoire, mais à un degré moindre que cette fois. Ces troubles disparurent avec la chorée, et il n'était resté qu'un peu plus d'impressionnabilité. Rechute de la chorée le 11 mai dernier, sans cause connue. Entré le 10 mai dans le service, l'enfant a une chorée de faible intensité, mais son état mental est très modifié.

Caractère. De son naturel, le malade est craintif et timide, mais jamais autant que pendant sa chorée. Très doux et très docile avant la chorée, il est devenu depuis, insupportable. Ne reçoit plus aucune réprimande sans colère ou sans bouder. Maltraite ses petites nièces, ne peut les supporter.

Dans le service, il est triste, morose, se plaît à être seul; isolé des autres petits malades, il ne se mêle pas à leurs jeux. Il aime cependant à lire et à regarder des images. Pleure dès qu'on lui parle, et n'en sait pas le motif quand on le lui demande.

Intelligence normale. *Attention* peu mobile. *Sommeil* reste bon. *Parole* intacte. *Mémoire* très affaiblie. Sur deux commissions qu'il va faire, il fait mal l'une, oublie l'autre. Ne se souvient plus où il place les objets, et comme il s'en rend compte, il dit lui-même : « Je ne sais plus ni « ce que je fais, ni ce que je dis; je crois que je deviens fou. »

Mobilité d'actions considérable. Dès qu'il commence un petit travail, un jeu, il le quitte pour en prendre un autre.

Incontinence nocturne d'urine, n'apparut que pendant cette rechute et disparut avec elle.

Rentré chez lui le 19 juin, l'enfant avait un état mental presque normal, et sa chorée avait à peu près complètement disparu.

Il fût intéressant de suivre la régression des troubles mentaux concordant avec la guérison de sa chorée. Tous ces troubles, qui s'étaient produits lors de la 1re atteinte, furent beaucoup plus exagérés à cette 2e rechute.

RÉFLEXIONS. — Ces troubles urinaires ne sont pas fréquents dans la chorée. West a observé de la rétention d'urine dans quelques cas.

William Peper a noté dans un cas de l'incontinence alternant avec une chorée des muscles extenseurs. Enfin, M. le Dr Comby l'a rencontrée 5 fois sur 90 cas.

OBS. 18. — *Chorée, changements du caractère, diminution de la mémoire.* (Personnelle.) — Mer.., Eugénie, 11 ans 1/2, entrée le 2 mars 1891, salle Blache, n° 27. Service du Dr Cadet de Gassicourt, à Trousseau.

A. H. Nuls chez les parents et ascendants. 4 enfants sont bien portants, 3 sont morts: un mort-né, un dans les convulsions, un de fièvre typhoïde. Pas de rhumatisme.

A. P. Nuls, sauf toujours un caractère vif et enclin à la colère; chorée, il y a 2 mois, sans cause connue.

Caractère modifié depuis sa chorée. Enfant encore plus irritable, a des colères injustifiées et très violentes.

Mémoire diminue, la mère l'a remarqué parce qu'à l'école on lui a dit que son enfant savait moins bien ses leçons, et à ce que, si la fillette a des commissions à faire, elle les fait mal ou les oublie. Ce qui n'arrive pas en dehors de la chorée.

Obs. 49. — *Chorée, troubles intellectuels, modifications du caractère.*
Due à l'obligeance de notre collègue Deguéret, interne à l'hôpital
Trousseau. — Bon..., Mathilde, 8 ans. Entrée le 25 avril 1892, salle Blache,
n° 7. Service du Dr Legroux.

A. H. Père, alcoolique. Mère, impressionnable et emportée. Pas de
rhumatisme.

A. P. Nuls ; chorée depuis 8 jours, sans motif connu ; à son entrée, l'enfant est atteinte de chorée de moyenne intensité et généralisée.

Troubles intellectuels. Pendant 2 à 3 jours, à son entrée, l'enfant
ne paraissait pas comprendre ce qu'on lui disait. Couchée dans son lit,
elle ne paraissait s'intéresser à rien. Le visage avait une expression stupide et la malade ressemblait à une *idiote* pendant presque toute la durée
de sa chorée.

Parole. L'enfant parlait avec difficulté, toutefois on comprenait ce
qu'elle disait. Pas de rejet des aliments avec la langue.

Sensibilité générale normale. Ni rêves, ni hallucinations nocturnes.

Caractère. Enfant triste, ne jouait pas avec les autres, n'ayant aucun
attrait pour les jeux de son âge, aucun entrain. Ni boudeuse, ni méchante,
elle fuyait ses petites camarades, se plaisant à être seule.

Sortie guérie le 6 mai et de sa chorée et de ces phénomènes psychiques.

Obs. 50. — *Chorée avec troubles mentaux.* (Personnelle.) Mac...,
Georges, 10 ans 1/2. Entré le 21 septembre 1891, salle Barrier, n° 6 ; service du Dr Cadet de Gassicourt, à Trousseau.

A. H. Grands-parents maternels, émotivité du caractère, pas de rhumatisme. Grands-parents paternels, pas du rhumatisme. La grand'mère
sujette à des troubles nerveux mal caractérisés.

Père, rhumatisant, éthylique, caractère émotif, mort à 40 ans, de
maladie de cœur suite de rhumatisme. Mère émotive, pas de rhumatisme.
Oncle et tante maternels bien portants.

10 oncles ou tantes paternels, 7 morts jeunes. 3 qui survivent sont
atteints de lésions cardiaques suite de rhumatisme.

Le malade a un frère de 17 ans bien portant.

A. P. — Né à terme, élevé au sein, a marché à 11 mois. Rougeole et
coqueluche. Chorée débute le 2 septembre sans cause appréciable. D'abord
limitée au côté gauche, et peu accusée, elle se généralise 12 jours après le
début, et atteint ensuite une grande intensité. A son entrée, l'enfant a
une chorée généralisée, très intense.

L'agitation est telle qu'il faut le maintenir au lit avec des planches. Il
ne peut se tenir assis sur son lit. ni manger seul.

La face grimace beaucoup ; il rejette les aliments avec sa langue, la
mord entre les dents, ne peut parler et s'il essaye fait entendre un bre-
douillement inintelligible.

État mental. — Depuis la chorée, le *caractère* s'est modifié. L'enfant est impatient, irrité, pleurant sans motif ou pour une cause futile. Son *intelligence* qui, à l'état normal, paraît être peu développée, a encore baissé depuis le début de la chorée.

Il apprend ses leçons en classe avec beaucoup plus de difficulté.

Dans le service, l'enfant reste couché dans son lit, ne semblant prendre aucune part au monde extérieur. Il est très difficile de fixer son attention. Quand on lui parle, il semble ne pas entendre et ne pas comprendre ce qu'on lui dit. Comme l'usage de la parole lui est très difficile, il pleure beaucoup s'il a un désir ou un besoin à satisfaire. C'est le seul moyen qu'il emploie pour attirer l'attention sur lui. Toute émotion, joie ou peine, se traduit par des pleurs. Sommeil est impossible, vu que l'agitation nocturne est aussi violente que dans le jour. Aucun trouble de sensibilité autre que céphalée, crampes dans les mollets, et de la chorée iridienne.

Depuis huit jours, difficulté pour uriner. Mais il peut pisser sans intervention, toutefois la miction est lente et ne s'accomplit qu'avec effort. Réflexes normaux. Le 20 octobre l'amélioration commence. Le 8 novembre il peut se lever. L'état mental marche de pair avec la chorée, plus elle diminue, plus il se relève. Il s'intéresse à ce qui l'entoure, écoute ce qu'on lui dit, répond aux questions, mais avec une certaine difficulté. Il manifeste ses désirs et ses sensations, pleure moins souvent. Sommeil meilleur. Plus de céphalée, aucun trouble de sensibilité.

Le 10. État général encore meilleur. Il joue avec les autres petits malades de la salle, parle facilement, ne pleure plus.

10 décembre. La santé est parfaite; plus traces de chorée et l'état mental est disparu. Son intelligence, au dire de sa mère, ne paraît pas être plus obtuse qu'avant la chorée, et somme toute, il ne reste chez ce malade aucun des troubles signalés.

Obs. 51. — *Chorée mortelle, modifications du caractère, diminution de la mémoire, idées noires.* DE BEAUVAIS, *Gaz. des hôp.*, 1871. — Fille de 11 ans.

A. H. — Père rhumatisant. La sœur de la malade est morte de convulsions à quinze mois.

Chorée causée par un refroidissement. Dès lors, ses manières et son caractère changent.

Caractère devient fantasque, capricieux, très impressionnable; sans motif, elle frappe sa petite sœur âgée de 18 mois.

Mémoire s'affaiblit.

Répulsion subite pour les études, pour la lecture, la musique, qu'elle affectionnait avant.

Un peu de gêne dans la parole.

Idées tristes de mort la saisissent. Ainsi, un jour en promenade, elle aperço.t un corbillard et s'écrie vivement : « Voici la voiture qui m'emportera bientôt ». Mort en 3 semaines, mais pas d'autopsie.

Obs. 82. — *Chorée avec troubles intellectuels.* Dr Szafkowski Rufin, *Union méd.*, 1850. — Fille de 13 ans, choréique à la suite d'une frayeur.

Aucun antécédent nerveux héréditaire.

Il est dit que « la malade paraît imbécile et comme idiote ». « Néanmoins on voit qu'elle comprend assez bien ce qu'on lui dit. » L'auteur fait remarquer que la malade était très intelligente avant la chorée. En même temps que décroissait la chorée, l'intelligence « était plus libre ».

Obs. 53. — *Chorée avec modifications de l'intelligence, de la mémoire, facies hébété.* Pigeler, *loc. cit.* Obs. XIV. — Garçon de 12 ans. Chorée depuis 10 jours.

A. H. et P. nuls. Au moment de la chorée, paresse intellectuelle, perte de la mémoire. Si on l'interroge, les réponses sont peu précises, le visage est immobile et la face a une expression d'hébétude. Sorti de l'hôpital complètement guéri.

Obs. 54. — *Chorée, modifications du caractère, de l'intelligence, accès de délire.* Sottas, *France méd.*, 1889, t. II. — Fille de 11 ans. Chorée suite d'une opération.

A. H. nuls pour le père. Mère très nerveuse, rhumatisante, sujette aux migraines périodiques, tic facial. Une sœur de la malade a eu des convulsions épileptiformes.

A. P. Convulsions dans son enfance. Scarlatine et fièvre typhoïde.

Troubles psychiques précédèrent la chorée de un mois. Changement d'humeur de la malade : caractère devenu impatient, irascible. Elle ne peut rester en place, travailler à la pension. La malade ne voulait rester dans l'appartement où elle se plaignait d'étouffer. Ses parents la descendaient sur une avenue voisine où elle se livrait à des jeux violents, jusqu'à ce qu'épuisée, on dût la remonter chez elle.

Intelligence très engourdie, quelquefois moments de délire. Chorée et état mental disparurent après 2 mois de durée.

Obs. 55. — *Chorée avec troubles de l'intelligence, de la mémoire.* Th. II. Moysieu. Obs. II. (Résumée.) — Fille de 10 ans. Intelligence presque nulle, mémoire perdue; l'enfant ne peut rien apprendre. Caractère difficile, emporté. L'enfant recherche la solitude.

Obs. 56. — *Chorée avec troubles intellectuels et de la mémoire.* Th. Moysieu. Obs. X. (Résumée.) — Fille de 10 ans. Facultés intellectuelles peu développées, ont diminué depuis quelques temps. Perte de la mémoire, changement de caractère. Devenue désobéissante, sommeil agité, de courte durée.

Obs. 57. — *Chorée, troubles intellectuels*. Th. Moynier. Obs. XXI. (Résumée.) — Fille de 13 ans. Son intelligence, qui était remarquable, a beaucoup diminué. Elle ne peut prononcer une seule parole et ne reconnaît plus les personnes qui l'entourent.

Obs. 58. — *Chorée, troubles intellectuels, du caractère.* Th. Wassitch. Obs. VI. (Résumée.) — Fille de 17 ans. Chorée causée par le froid. Depuis, troubles intellectuels. Étrangeté dans les manières, incohérence dans les idées, vivacité très grande dans le caractère.

Obs. 59. — *Chorée avec modifications du caractère et perte de la mémoire. Bull. méd.*, 1889. — Georges Gautier cite un enfant de 13 ans atteint de chorée. Le caractère d'impressionnable était devenu irascible, sa mémoire était perdue.

Obs. 60. — *Chorée avec troubles intellectuels.* Th. Daville, 1889. Obs. XVIII. (Résumée.) — Garçon de 8 ans.

A. P. et H. nuls. Chorée sans cause connue.

A l'école, l'enfant trace des caractères bizarres, de vrais hiéroglyphes. Il renverse son encre, se salit sans cesse, n'est pas attentif, devient bruyant, turbulent, ne peut rester en repos.

Obs. 61. — *Chorée avec troubles intellectuels.* Due à James Macfaren, d'Edimbourg. *Ann. med. Psych.*, 1878. — Hawkes a observé un homme de 40 ans choréique avec affaiblissement intellectuel et grande susceptibilité du caractère. Il s'est amélioré, traité par KBr.

Un frère du malade « avait eu une fièvre du cerveau. »

Obs. 62. — *Chorée avec modifications de l'attention, de l'intelligence et de la mémoire.* Th. Hannequin, 1833. Obs. I. (Résumée.) — Fille de 16 ans. Chorée suite de rhumatisme.

On lit dans l'observation : la perturbation des facultés intellectuelles est évidente, on a peine à fixer l'attention de la malade. Mémoire très affaiblie. Il n'est pas fait mention des antécédents.

Obs. 63. — *Chorée, troubles intellectuels. Hystérie.* Hannequin, *loc. cit.* Obs. II. (Résumée.) — Fille de 18 ans. Son père est paralysé depuis longtemps.

Au cours de sa chorée, ses facultés intellectuelles paraissent profondément atteintes. Elle ouvre de grands yeux hagards quand on lui parle et crie pour toute réponse : « Maman ! » ou tout autre mot insignifiant.

Obs. 64. — *Chorée, modifications du caractère, de la mémoire, de l'attention, de l'intelligence. Hystérie.* Brouardel. *Gaz. des hôp.*, 1874. (Résumée.) — Fille de 17 ans. Pas de rhumatisme. Chorée depuis 6 mois.

Troubles psychiques. « Elle est devenue triste, morose, apathique,
« de gaie et pleine d'entrain qu'elle était autrefois. A perdu complète-
« ment la mémoire. Maintenant encore impossible de fixer son attention,
« d'apprendre quelques lignes par cœur. Tourmentée la nuit par des
« cauchemars, devenue plus mobile, plus impressionnable qu'autrefois. »

Obs. 65. — *Chorée, affaiblissement de la mémoire et de l'intelligence.
Bull. gén. de thérap.*, sept. 1810. (Résumée.) — Fille de 17 ans, atteinte
2 fois de chorée. Cause supposée, suppression des règles. On note l'affaiblissement manifeste de l'intelligence et de la mémoire. Quand disparut
la chorée, l'intelligence redevint plus nette et la mémoire plus active.

Obs. 66. — Hexoch. *Mal. des enfants.* — Fille de 10 ans, choréique
avec abolition de la conscience et une grande apathie. Mort. Pas de
lésions à l'autopsie.

Obs. 67. — *Chorée, affaiblissement de la mémoire. Hystérie.* Th.
Wassitch. Obs. XV. — Femme de 25 ans, qui a eu des convulsions dans
son enfance. Est sujette à des crises d'hystérie pour la moindre cause. A
7 ans, est prise de chorée suite de frayeur. Elle a ensuite des récidives à
9 ans, puis à 10, à 12, 13, 14 ans. Il est noté qu'à chaque rechute, il y a
de l'affaiblissement notable de la mémoire.

CHAPITRE III

§ 1. — Facies choréique.

C'est d'après la constatation de ces troubles mentaux, qu'Ollivier parle du facies choréique « où se traduit la dépression, la maussaderie et l'hébétude ». Le visage prend une expression niaise, hébétée, stupide qui fait ressembler les malades à des idiots, suivant l'expression de Sydenham « fatuorum more ». Le professeur Ball fait aussi remarquer, à cette occasion, que beaucoup d'idiots sont choréiques Cette hébétude, que n'a jamais rencontrée Hénoch, se manifeste surtout quand on leur parle ou qu'on exige d'eux le moindre effort intellectuel.

C'est à ce propos, que M. Cadet de Gassicourt cite le cas d'un enfant de 12 ans devenu choréique à la suite de la frayeur causée par une femme pendue, et qui, au cours de la chorée, avait une expression d'hébétude voisine de l'idiotisme.

Obs. 68. — *Chorée, facies hébété, troubles de la parole.* Obs. III du mémoire de L. BAUMEL, *Union méd*, 1891. (Résumée.) — Fille de 10 ans, atteinte de chorée. Présente un air hébété, parle très difficilement et par moments ne peut plus parler.

Obs. 69. — Recueillie dans le service du Dr CADET DE GASSICOURT, à Trousseau, en 1889. — Fille de 13 ans, d'une mère hystérique. Père et mère rhumatisants. La malade a eu 2 atteintes de chorée. On note au début de la maladie, son regard hébété, ses yeux hagards, l'embarras de sa parole, la peine qu'elle avait à s'exprimer. Elle ne rejetait pas les aliments en mangeant.

Nous mentionnerons encore cet aspect dans diverses observations (52, 53, 110).

§ 2. — Sentiments affectifs.

Il est rare d'observer dans la chorée ce redoublement d'affection observé dans d'autres maladies (obs. 74). Ordinairement, l'enfant témoigne de l'indifférence, de la méfiance vis-à-vis de ses proches. Il n'est plus caressant, plus affectueux, comme par le passé. Il ne témoigne aucune sympathie aux personnes qu'il chérissait. Souvent encore, il s'en prend à ses égaux, soit qu'il repousse ses frères ou ses sœurs, ses camarades d'école ou autres, soit qu'il les batte ou même quelquefois exerce sur eux certaines violences. Insensible aux caresses de son entourage, le malade se renferme dans un égoïsme absolu.

Ce côté du moral des choréiques, ne paraît pas avoir attiré beaucoup l'éveil des auteurs, Il existe cependant, et frappe beaucoup les parents et surtout la mère des malades, qui éveille de suite l'attention de ce côté.

Nous le mentionnerons dans quelques-unes de nos observations (8, 39, 51, 73, 93),

CHAPITRE IV

Troubles de la parole.

Ils sont très fréquents dans la chorée, et ils ont été mentionnés par la plupart des auteurs. Le malade bégaye, articule indistinctement, prononce difficilement des mots et des phrases souvent vides de sens, pousse des cris inarticulés qui, d'après Arndt, peuvent donner au malade l'idée de possession ou d'une division du moi.

La parole est rapide (d'après Audry les mots « sont vivement projetés au dehors »), confuse, saccadée ou hésitante et lente. Dans quelques cas, d'après Descroizilles, le malade fait entendre des sons analogues aux aboiements. Ces troubles peuvent être légers, ou revêtir un caractère de gravité plus considérable. L'aphasie absolue peut exister. Elle a été notée par Descroizilles, Ch. West, Henoch, Andral. Nous-mêmes la signalons dans quelques observations.

Bernt semble signaler les troubles du langage quand il dit « variosque sonos ore proferunt ».

Chez certains malades, les modifications, apportées dans l'articulation des mots, portent une atteinte sérieuse à l'état mental. Il s'aggrave par l'irritation que cause au patient l'impossibilité qu'il ressent d'exprimer ses idées. Marcé y insiste.

Presque tous les auteurs (Ziemssen, Valleix, Andral, Strümpell, J. Simon, Henoch. Trousseau, Laveran et Tessier, Despine et Picot, Grasset, Descroizilles, Baginski, Arndt, Rilliet et Barthez) attribuent les troubles de la parole à la chorée des muscles du langage ou à leur paralysie (Périsson, Descroizilles, W. Hadden).

Vraie dans nombre de cas, cette opinion ne l'est pas dans d'autres. Chez beaucoup de malades, les troubles de la parole relèvent certainement de leur état mental. On voit le malade embarrassé pour parler, chercher ses mots, faire de vrais efforts pour exprimer ses idées ; il laisse alors échapper les mots ou les phrases comme malgré lui; puis, après cette sorte de lutte intellectuelle, qu'il ne peut soutenir longtemps, ne plus parler et se renfermer dans un mutisme plus ou moins long.

D'ailleurs, chorée des muscles du langage et état mental peuvent s'associer pour entraver, abolir même la parole.

Nous partageons l'opinion de Ch. West, pour qui cette aphasie vraie relève de la paresse intellectuelle du malade et de sa perte de la mémoire des mots. M. Jules Voisin nous a exposé la même manière de voir.

Rien d'étonnant, en effet, à ce que le malade, dont l'intelligence et la mémoire sont plus ou moins profondément troublées, ne puisse plus parler. Et comment pourrait-il communiquer avec le monde extérieur quand les idées semblent lui faire défaut ? C'est alors que les besoins de la nature et les sensations se révèlent au dehors par des cris ou des pleurs comme chez quelques-uns de nos malades.

Mais au fur et à mesure que diminue l'incoordination motrice, la faculté de parler revient peu à peu.

Obs. 70. — *Chorée avec troubles de la parole.* Publiée par le Dr Raymond, agrégé et médecin des hôpitaux, à la *Soc. méd. des hôp.*, 1890. — Garçon de 17 ans, fils d'un père rhumatisant chronique, mort hémiplégique et aphasique, et d'une mère très nerveuse.

Il est dit souvent dans l'observation qu'il y avait des troubles de la parole. Le malade bredouillant, articulant mal, on était obligé de lui faire répéter les mots plusieurs fois.

Parfois, il avait de l'hésitation à parler, puis les mots étaient prononcés ensuite assez facilement.

Nous mentionnons les troubles du langage dans les obs. suivantes : (7, 9, 11, 15, 20, 21, 23, 24, 39, 40, 41, 42, 43, 44, 73, 74.)

Obs. 71. — *Chorée causée par frayeur de la foudre. Aphasie. Troubles intellectuels.* Th. Wassitch. Obs. XXII. — Fille de 15 ans sans antécédents héréditaires ni personnels. Chorée causée par frayeur de la foudre. Aphasie complète, mais la malade comprenait tout ce qu'on lui disait. Elle n'a pas cependant l'intelligence de son âge, elle rit sans motif, a l'air hébété.

DEUXIÈME PARTIE

TROUBLES PSYCHIQUES DANS LA CHORÉE

Nous en avons fini avec l'étude des symptômes les plus fréquents et les moins graves observés dans l'état mental des choréiques. Nous allons examiner maintenant les troubles psychiques qui altèrent le plus profondément le moral des malades.

Nous diviserons le sujet en deux grands chapitres, comprenant : le 1er les hallucinations, qui nous amèneront tout naturellement au 2e où sera traitée la folie choréique.

CHAPITRE PREMIER

Hallucinations.

Bien avant le mémoire de Marcé, auquel nous ferons de larges emprunts, les hallucinations sont mentionnées au cours de la chorée. C'est ainsi que s'exprime, en 1536, Garioponto parlant de la chorée unie à la manie : « intrà aurium cavernas quasi voces diversas sonare « falso audiunt, ut sunt diversorum instrumentorum musicæ soni ».

Dans son mémoire, Thore cite Schenck (lib. I, De maniâ, obs. CCLXX) parlant d'un moine atteint de chorée avec hallucinations « novimus monachum quemdam, qui cum absque febre deliraret et « melancholia quædam spectra sibi observari quereretur, quibusdam « temporum intervallis, saltationibus ut tandem fessus repente deci- « deret et unicas ageret gesticulationes ». Burns (div. IV, ch. VIII) également cité par Thore, mentionne les hallucinations compliquant la chorée : « Quelques enfants sont sujets à s'éveiller pendant la nuit, « en poussant des cris aigus, au milieu d'une grande agitation, comme « s'ils étaient effrayés. Ceci provient d'un rêve, mais la scène imagi-

« naire continue après que l'enfant est éveillé ; il persiste, par
« exemple, à soutenir que des serpents rampent le long des rideaux ».

Vassitch reproduit en partie la description que Marcé en donne
dans son mémoire. Ollivier prétend que Marcé a exagéré le
rôle des hallucinations. D'après lui, on ne les rencontre que dans le
second degré de l'état mental. Leven les nie : « les hallucinations ne
« sont que les rêves si habituels dans les excitations cérébrales ».

Fréquentes pour Steiner, les hallucinations seraient rares et
fugaces pour Trousseau. Elles affectent presque exclusivement les
sens de la vue et de l'ouïe chez l'enfant (Moreau de Tours).

Les hallucinations sont fréquentes dans la chorée de Sydenham,
plus rares dans la chorée chronique.

I. — HALLUCINATIONS DE LA VUE. — Ce sont les plus fréquentes. Le
professeur Ball a justement dit que, si les hallucinations de l'ouïe
sont au premier rang dans la folie vésanique, elles sont au dernier
rang dans la folie choréique.

Elles ont été décrites, avec observations à l'appui, par Marcé, le
professeur Ball, Hammond, Jaccoud, Leidesdorf, Moreau (de
Tours), Ollivier, Schmitt.

Elles prédominent dans le sexe féminin, peut-être à cause de sa
prédilection pour la chorée.

Rares dans la première enfance, elles paraissent plutôt entre
14 et 24 ans. Leur caractère particulier est celui-ci : c'est, le plus
souvent, de ne point apparaître pendant l'état de veille, mais dans
l'état intermédiaire à la veille et au sommeil, et de se prolonger souvent jusqu'au milieu de la nuit. Marcé les vit se produire une fois le
matin au réveil, et une autre fois dans le jour quand la malade
fermait les yeux. Ce sont ordinairement des hallucinations terrifiantes, arrivant le soir au moment de l'assoupissement, et qui, si
elles se prolongent dans la nuit, provoquent des rêves, des cauchemars troublant et empêchant le sommeil des malades.

D'après Marcé, il suffit parfois au malade de fermer les yeux,
pour voir des objets effrayants « fantômes, figures fantastiques, têtes
« de morts, croix, cercueils, cimetières, sorciers ; ou bien des ani-
« maux : lions, loups, chats, chiens ». D'autres fois, ce sont des
figures amies « des parents, mais ils paraissent très malades, à l'agonie

« ou dans mille positions pénibles ». Souvent la cause qui a produit la chorée retentit sur la nature de l'hallucination ; Marcé cite 3 cas à ce propos. Dans le 1er, la malade devient choréique à la mort de sa sœur, Dans ses hallucinations elle revoit la défunte. Dans le 2e, la malade prise de chorée à la vue d'un chien, revoit cet animal chaque soir, Dans le 3e enfin, la malade effrayée par la visite des médecins, les voit encore avant de s'endormir.

Si les malades atteints de ces hallucinations, viennent à ouvrir les yeux, ou bien elles disparaissent plus ou moins rapidement, ou bien elles se transforment. Elles peuvent réapparaître dès que le malade referme les yeux. En ce cas, ces hallucinations sont le point de départ de rêves terrifiants pendant lesquels les sujets crient, s'agitent et perdent finalement tout sommeil.

II. — HALLUCINATIONS DU TACT. — Leur fréquence les range de suite après les premières. Marcé en a observé 3 cas, Ollivier 1 cas. Elles s'unissent souvent aux premières. Les malades, dit Marcé, sentent les animaux grimper sur leur lit, ont une sensation de brûlure, l'impression pénible du froid, des secousses électriques.

III. — HALLUCINATIONS ÉROTIQUES. — Signalées par Marcé, le professeur Ball. Nous en reproduisons une obs. personnelle (75).

IV. — HALLUCINATIONS DES AUTRES SENS. — Beaucoup plus rares. Marcé n'a jamais vu d'hallucinations du goût, de l'odorat. Une seule fois il put observer des hallucinations de l'ouïe chez une malade qui entendait la voix de sa sœur, morte depuis quelques jours. Hammond les signale, et Moreau (de Tours), les tient pour très rares.

La disparition des hallucinations est un symptôme favorable, leur excitation, au contraire, conduit au délire maniaque comme nous allons le voir.

CHAPITRE II

Sommeil.

Ce que nous venons de dire de l'apparition des hallucinations, de leur nature, suffit à expliquer pourquoi les malades, qui en sont frappés, passent de mauvaises nuits. Bien souvent empêché par les troubles de la motilité, le sommeil l'est beaucoup plus en raison de l'état cérébral. « Le sommeil, dit Moynier, est parfois agité, de courte « durée, interrompu par des rêves pénibles, effrayants ou même par « une véritable agitation choréique ». Ces rêves, cauchemars, réveillent les malades en sursaut. Ils poussent des cris, appellent au secours, et redoutant la réapparition de ces symptômes, ils ont peur de succomber de nouveau à un sommeil si pénible et si fréquemment interrompu.

L'intensité des hallucinations peut être telle que les malades les prennent pour la réalité, aussi en ressentent-ils de violentes terreurs (Grasset, Hammond). L'insomnie arrive en fin de compte, l'approche de la nuit terrasse le malade; il lutte alors de toutes ses forces pour échapper au sommeil et éviter ses angoisses.

Obs. 72. — Communiquée par le Dr Legroux, professeur agrégé de la Faculté, et médecin de l'hôpital Trousseau. (Qu'il veuille bien agréer nos remerciements les plus sincères.) *Chorée d'une durée de 3 mois, hallucinations de la vue, de l'ouïe pendant une vingtaine de jours.* — A..., T..., âgé de 9 ans 1/2. De la clientèle privée du Dr Legroux.

A. H. Père, fils de goutteux, a eu des accès de lypémanie, inquiéta souvent sa femme par des pensées de suicide qu'il ne réalisa pas d'ailleurs. Soumis à une hygiène sévère et traité par KBr, depuis 5 ans il n'a présenté aucun trouble intellectuel, aucun accident de lypémanie, et nulle idée de suicide.

Mère, fille de goutteux, de très petite taille, a présenté du rhumatisme subaigu des petites articulations des extrémités, mais est parfaitement équilibrée intellectuellement, et n'a aucun symptôme d'hystérie.

Une sœur du malade est bien équilibrée, au point de vue mental. Est de petite complexion, ce qui ne l'a pas empêchée d'être 5 fois mère.

Histoire du malade. Pendant la deuxième semaine de janvier 1876, la chorée apparaît chez ce malade, sans cause appréciable. L'intensité de la chorée s'accrût rapidement et dès le 25 janvier, l'enfant s'alite et passe le mois de février et une partie de mars au lit.

Hallucinations de la vue apparaissent le 29 janvier et coïncident avec l'exagération de la chorée. Peu de temps après être couché, quand il commence à s'endormir, l'enfant s'éveille tout d'un coup, crie, appelle sa mère et lui demande de le défendre contre des *ours* qui se jettent sur lui et veulent le dévorer. Lorsque la mère est à son chevet, l'enfant se calme un peu, mais il continue à voir les mêmes animaux et les désigne dans le fond de la chambre.

Les rêves terrifiants, les hallucinations ne se reproduisaient ni toutes les nuits, ni chaque fois avec la même intensité.

Modifications du caractère. — Pendant la veille, l'enfant pleurait aux moindres causes. Devenu fantasque, très mobile dans ses impressions, passant rapidement de la gaieté aux larmes, ayant une grande versatilité dans ses occupations. Il faut dire aussi, que les mouvements choréiques étaient assez intenses, pour ne pas lui permettre de s'occuper d'une manière suffisamment prolongée d'un même objet. Sous l'influence du KBr poussé à 2 gr. 50 par jour, les terreurs nocturnes et les hallucinations s'atténuèrent vers le 20 février. A dater de ce moment, elles n'apparurent plus qu'à de rares intervalles. D'ailleurs, la chorée à ce moment prit une marche rétrograde, et des bains sulfureux furent alors prescrits. La belladone, les préparations ferrugineuses furent successivement administrées, et à la fin de mars, à part quelques grimaces et des mouvements peu étendus des membres supérieurs, l'enfant reprit peu à peu la santé normale. En avril, il partit à la campagne où la guérison s'affirma et fut définitive. La chorée n'a pas récidivé ultérieurement.

État intellectuel. — Ce jeune garçon, de très petite taille, eut une croissance très lente. Il est peu développé pour son âge. En même temps, son intelligence s'est formée avec beaucoup de peine. Rebelle au travail, incapable de soutenir son attention, il apprit à lire et à écrire, à compter avec grande lenteur. Ses études ne purent dépasser un certain niveau et son père dut renoncer à étendre son instruction. Il dut le faire entrer dans le commerce de la bijouterie, alors qu'il était dans son plan de lui faire faire des études complètes, et de lui donner une situation en rapport avec sa condition de fortune.

A 19 ans, notre malade s'engagea dans l'armée, et ne put dépasser, pendant ses 5 années de service militaire, le grade de caporal. Pendant qu'il fut sous les drapeaux, il contracta blennorrhagie sur blennorrhagie et finalement la syphilis. Rentré dans la vie civile, il reprit l'apprentissage de la bijouterie où d'ailleurs il fait peu de progrès.

Réflexions. — Cette observation est intéressante à plus d'un titre. On voit la chorée débuter chez le malade sans cause morale appréciable et coïncider avec la période de seconde dentition tardive chez lui. On la voit se compliquer de troubles mentaux particuliers.

Nous ajouterons qu'il y a un intérêt capital à l'évolution ultérieure de l'état intellectuel et moral du malade. Ce qui manque, en effet, dans toutes nos observations, c'est l'état ultérieur du sujet qui, ayant quitté le service d'hôpital, ne peut plus être suivi.

Obs. 73. — *Chorée, troubles du caractère, de la mémoire, de l'intelligence, des sentiments affectifs. Hallucinations de la vue.* (Personnelle.) — Be..., Lucie, 17 ans, blanchisseuse. Entrée le 20 juin 1892, salle Pinel. Service du Dr Joffroy, à la Salpêtrière.

A. H. Grand-père paternel mort subitement. Grand'mère paternelle, rien. Grand-père maternel, éthylique. Grand'mère maternelle morte tuberculeuse à 80 ans. Père mort tuberculeux à 33 ans, alcoolique. Mère, caractère emporté et émotif, a eu 4 enfants, bien portants, et la malade actuelle. Pas de rhumatisme dans la famille.

A. P. Née à terme, élevée au sein jusqu'à 4 mois, a marché à 13 mois. Première dentition commence vers 6 mois, s'accompagne de convulsions et celles-ci sont fréquentes dans la première enfance de la malade; a commencé à parler à 8 mois; fièvre typhoïde avec délire à 15 ans. Coqueluche à 2 ans. Variole à 4 ans avec délire, vomissements, céphalée. Diarrhée verte fréquente aussi pendant l'enfance. Cicatrices d'adénopathies cervicales gauches opérées à l'âge de 6 ans. Réglée à 14 ans; l'a toujours été à peu près régulièrement. Chorée apparaît en décembre 1891 et dure 2 mois, sans cause appréciable.

Caractère s'est modifié 1 à 2 mois avant la chorée. Enfant irascible, pleurant ou riant sans motif, emportée, colérique.

Au moment de la chorée, il change, l'enfant devient plus gaie, plus expansive, plus vive.

Mais plus la chorée s'accuse plus aussi le caractère change de nouveau. La malade devient triste, sombre, mélancolique. Pleurant et riant sans motif, n'est pas communicative.

Depuis décembre 1891 jusqu'au moment de son entrée dans le service la chorée n'a pas disparu complètement.

Elle s'est plus ou moins atténuée, sans cependant être abolie entièrement.

La mère nous a amené sa fille parce qu'elle ne peut pas travailler. Elle paraît en effet atteinte alors de chorée paralytique du membre supérieur gauche.

État mental a beaucoup changé depuis cette chorée. Outre les modifications déjà citées, il est devenu très enfantin. La malade rit niaisement quand on lui parle.

Intelligence, qui était assez vive, s'est notablement affaiblie. L'enfant qui était courageuse, aimait son travail, n'a de goût à rien. Elle se laisse aller, ne songeant même plus aux soins de sa personne. Si elle se peigne, ou se lave, elle le fait si mal que sa mère était obligée de recommencer disant qu'elle était forcée de soigner sa fille comme « une enfant »,

Mémoire diminue depuis un mois surtout. Elle ne se souvient plus de ce qu'elle fait, de la place qu'elle donne aux objets usuels. Sortie pour faire une course, elle en oublie le motif, fait mal les commissions de sa mère.

Attention ne peut être fixée facilement et nullement soutenue.

Sentiments affectifs complétement abolis pendant 3 mois. Absolument indifférente à tout, rudoyant ses frères ou ses sœurs. Aimait la solitude.

Sommeil agité de rêves, de cauchemars, de terreurs nocturnes. Elle se réveillait en sursaut, appelait sa mère.

Hallucinations de la vue le soir, au moment du sommeil. Elle voit des cadavres, de l'eau, de la boue, des morts, des fantômes. Ces hallucinations apparaissent dès qu'elle va dormir, disparaissent si elle se réveille, pour reparaître si elle cherche à se rendormir.

Ces troubles psychiques marchent de pair avec la chorée, augmentant avec elle, diminuant de même.

En août 1892, quand elle nous est présentée, la chorée est peu marquée, comme aussi les troubles psychiques.

L'enfant commence à reprendre goût à ce qui l'entoure, sa mémoire est meilleure. Elle est plus affectueuse, moins désagréable, mais son caractère est absolument enfantin. Elle aime à déchirer du papier et même ses vêtements. Elle a une tendance à détruire ce qui lui tombe sous la main.

Troubles de la parole ont été très marqués il y a 3 mois. Par moments aphasie complète. Elle savait bien ce qu'elle aurait voulu dire, mais elle ne le pouvait,

6 juillet. Encore un peu de chorée. Dans la journée, la malade ne travaille pas. Elle fait un peu de crochet et le fait mal.

Elle se promène ou reste inerte, inoccupée, le facies hébété, les yeux hagards; elle a l'air triste et ennuyé. Si on lui parle, elle répond avec un peu d'embarras, néanmoins on la comprend.

Elle sourit, mordille un objet quelconque et tire la langue à la façon des enfants.

Elle a des rêves pénibles qui entravent son sommeil : elle voit des animaux qui lui font du mal.

9 août. Rêve que sa mère est malade, a peur, se réveille en sursaut et ne peut se rendormir aisément.

Le 11. Rêves insignifiants. Elle a conservé son caractère enfantin et niais. Elle répond mal quand on lui fait des observations. Dans la salle, elle ne s'occupe pas, elle écoute la lecture faite par une autre malade.

Manifeste souvent de la mauvaise humeur pour un motif futile. Elle a un besoin incessant de changer d'occupation.

Tel est l'état mental de cette jeune fille quand sa mère la reprend.

Il n'a jamais rien été relevé qui puisse faire songer à la coexistence de l'hystérie chez notre malade.

Obs. 74. — *Chorée, modifications du caractère, de la mémoire; hallucinations de la vue, troubles de la parole.* (Personnelle.) — Delb..., Maria, 11 ans. Entrée le 7 juin 1892, salle Triboulet, n° 8. Service du Dr Sevestre, à Trousseau.

A. H. Père, bien portant, alcoolique, pas rhumatisant. Mère, se porte bien, a eu 4 enfants tous bien portants. Oncle hystérique et alcoolique.

A. P. Rougeole dans son enfance. Chorée en décembre 1890 dure six semaines. Récidive en janvier 1891. Enfin, troisième atteinte il y a deux mois. Sans cause connue.

Caractère devenu méchant et emporté. Répond quand on la réprimande, pleure sans motif; devenue grognon.

Intelligence et mémoire. Oublie les commissions que lui donne sa mère, les fait mal parce qu'elle ne se souvient plus de ce qui lui a été demandé. Allant à l'école, depuis sa chorée, ne comprend plus aussi bien ce qu'on lui explique que par le passé, ne retient plus ce qu'on lui dit. Ne sait plus ses leçons. Les apprend comme par le passé mais avec difficulté. Elle est obligée de lire et relire plusieurs fois avant d'avoir compris, et ne sait plus aussi bien ses leçons. Comme l'enfant s'en rend compte, elle travaille davantage. Rentrée à la maison, il faut l'aider à faire ses devoirs, seule, elle ne le pourrait plus. Elle ne sait ni la manière de les faire, ni les explications qui ont été données à l'école.

Et avant la chorée, elle travaillait seule, saisissait rapidement ce qu'on lui enseignait. Elle n'aime plus le travail, ni aller à l'école.

Pourtant elle était très studieuse. Toutes ces modifications datent de cette dernière atteinte de chorée.

Hallucinations. — Datent également de cette fois. L'enfant est prise de ces hallucinations le soir, au moment du sommeil « quand il fait nuit », dit-elle. Ce sont des hallucinations de la vue. Elle voit des voleurs autour de son lit. Ce sont des hommes habillés de noir, coiffés de chapeaux ronds, les doigts couverts de bagues. Leur figure est noire et le nez rouge. Ils sont armés de couteaux. Elle croit leur entendre dire qu'ils vont lui couper le cou. Mais elle n'entend pas leurs voix, comme celle des personnes ordinaires, c'est « comme dans son idée », dit-elle. Ces hallucinations l'empêchent de dormir, lui causent des rêves terrifiants, la réveillent. Quand elle s'est réellement réveillée elle ne voit plus ces hommes, et essaye de s'endormir. Mais ils réapparaissent quand elle ferme les yeux, elle se cache alors sous ses couvertures pour dormir.

Elle s'endort le soir avec beaucoup de peine. Au réveil, elle n'a plus d'hallucinations.

Une autre fois, elle voit un voleur qui vient pour la tuer. Comme il n'a pu la prendre, il a ouvert la tête de sa sœur.

Très effrayée de ces visions, elle regarde sous son lit quand elle va se coucher. Elle se deshabille avec lenteur et sans bruit, craignant que ces voleurs ne viennent à se cacher sous son lit quand il fera très nuit. Ce sont toujours les mêmes rêves qui se reproduisent. Observée le 13 juin, la malade accuse toujours les mêmes hallucinations. Tout d'abord elles se reproduisent chaque soir et chaque nuit, puis elles se sont espacées et maintenant elle dort mieux.

Parole. Au début de sa chorée, la malade parlait avec peine. Elle donne comme motif qu'elle n'avait plus alors sa tête à elle, et que si elle parlait aussi mal, c'est que « ça ne lui revenait plus dans la tête ».

État intellectuel. — Revient un peu, mais il faut dire que sa chorée a disparu presque complètement. Au début, il lui était impossible de réciter des fables qu'elle savait fort bien. Actuellement, elle en récite des fragments et elle se rend compte que sa mémoire est meilleure. Elle comprend plus aisément ce qu'elle lit. Toutefois elle lit et relit 2 ou 3 fois de suite, ce qui ne lui arrivait point avant la chorée. (Nous lui avions fait lire des choses très simples.)

Elle a repris un peu de gaieté, joue avec les autres petites malades. Au début de sa chorée, elle rudoyait et battait ses compagnes de l'école et même sa sœur. Elle a honte maintenant de l'avoir ainsi maltraitée et ne lui ferait plus aucun mal.

L'enfant a quitté l'hôpital le 16 juin.

Nous l'avons revue le 18 août. Elle n'a plus traces de la chorée. Sa mère nous a appris que pendant la nuit, la malade a encore des cauchemars, des réveils en sursaut et ces mêmes hallucinations.

Elles sont d'ailleurs de moins en moins fréquentes.

Le caractère est resté méchant. Parfois encore elle maltraite beaucoup ses frères et sœurs et ne veut les supporter.

La mémoire, quoique meilleure, est encore perdue pour beaucoup de petites choses. L'intelligence est redevenue normale.

Les sentiments affectifs pour ses parents seraient les mêmes, peut être un peu exagérés, ce qui n'est pas son fait.

Obs. 75. (Personnelle). — *Chorée, modifications du caractère, de l'intelligence, hallucinations de la vue, de l'ouïe, du sens génital; idées de suicides, rêves et cauchemars.* — Souf..., Angèle, 17 ans. Entrée le 9 avril 1892, salle Petit-Louis, n° 3, à la Salpêtrière, service de M. le Dr Joffroy.

A. H. Père, éthylique, emporté de caractère, vif et irritable. Pas de rhumatisme. Mère, morte aliénée à Sainte-Anne, pas rhumatisante.

A. P. Seule enfant. Née à terme, élevée au sein, a marché à 10 mois, a eu sa première dentition précoce et sans convulsions. Coqueluche à 6 ans. Réglée à 14 ans, régulièrement.

Chorée, pour la première fois il y a 4 ans, a duré 2 mois. Depuis, 2 nouvelles atteintes dont une présentement. Elles ont été moins violentes et de moins longue durée que la première. En janvier 1891, sans coïncidence avec la chorée, attaque de rhumatisme articulaire aigu durant 15 jours. Il lui en est resté une insuffisance mitrale.

État mental. Son caractère s'est modifié avant la première manifestation de la chorée. Elle est devenue méchante, sombre, sans affection pour ses parents. Pleurant facilement et sans motif. Avec la chorée, ces troubles ont augmenté. Ils ont diminué avec elle, et ont cessé en même temps. Ils se sont reproduits à chaque récidive. Pendant qu'elle a la chorée, elle est moins intelligente, moins apte au travail. L'intensité de ces troubles psychiques est en raison directe de l'intensité choréique. Mais depuis qu'ils se sont manifestés, il lui est resté quelque chose d'anormal dans l'état mental, nous dit sa tante.

Ainsi, elle est moins communicative, plus maussade, ne reçoit pas docilement les observations qui lui sont faites. Ses sentiments affectifs pour sa famille ont diminué. L'intelligence est à peu près normale.

12 avril, à son entrée à l'hôpital, il n'y a que des traces de chorée. Mais la malade est chloro-anémique. L'hystérie recherchée avec le plus grand soin chez elle, n'a pu être décelée.

Caractère. La malade dit qu'elle a toujours eu le caractère plus ou moins maussade et peu gai. Mais cet état s'accusait considérablement pendant la chorée. A chaque rechute, elle devenait méchante, pleurait sans raison, se mettait en colère sans motif plausible. La malade est très affirmative pour dire que ces troubles psychiques et moraux existant peu avant la chorée, se sont accusés surtout à ce moment et que depuis, elle n'est jamais revenue à son état mental ordinaire.

Hallucinations de la vue. Existent depuis un mois. Le soir, quand elle va s'endormir, elle se voit entourée de moineaux et de fleurs de lilas. Ces hallucinations ne sont point continuelles, elles se reproduisent de temps à autre, et ne subissent pas l'influence des idées de l'état de veille.

Souvent aussi, elle a des rêves terrifiants. Elle voit des morts, des enterrements, rêve qu'on l'assassine. Si parfois elle a des rêves gais (ils sont très rares), elle rêve de noces et c'est toujours la reproduction d'une noce à laquelle elle assista, qui se répète.

Le 1er mai, *hallucinations de l'ouïe*, pour la première fois elle entend des cloches. Rêves terrifiants où domine l'idée de mort.

État mental. Elle ne supporte aucune observation. Si on lui faisait quelque réprimande chez elle, elle entrait alors dans de violentes colères et formait le projet de se suicider. Elle se serait jetée à l'eau si on ne l'en avait empêchée. Elle est triste, mélancolique, très émotive. N'a jamais eu l'entrain de son âge Ces troubles marchent de pair avec la chorée, et en suivent les phases d'augment et de déclin.

Le 6. En s'endormant, elle rêve qu'elle est dans un train. Ce train déraille et elle est jetée dans un précipice. A ce moment, réveil en sursaut.

Le 11. Elle rêve qu'elle se marie, mais qu'elle est vêtue de crêpe noir.

Le 17. Elle rêve que l'un de nous l'endort, et lui donne du verre pilé à manger. Ensuite elle a vu un chat noir très gros qui lui a causé une grande frayeur. Il se promenait autour du lit de sa voisine de droite.

Le 23. Au moment où la malade allait s'endormir, elle a vu une dame en noir, assise au pied de son lit. Elle a demandé à ses voisines ce que faisait cette dame? On lui a répondu qu'il n'y avait personne. « Mais si, disait-elle, elle me tourne le dos ». On lui a dit encore qu'elle se trom- pait. Elle s'est alors retournée, a mis ses couvertures sur sa tête et l'hal- lucination a disparu, le sommeil étant venu.

Elle a aussi rêvé qu'elle était dans un cimetière où il y avait de grands fantômes blancs qui couraient après elle sans pouvoir l'atteindre.

Le 31. Rêve qu'elle est enterrée vivante, habillée de blanc. Réveil en sursaut, disparition de la vision. Elle sentait qu'elle étouffait dans son cercueil. A son réveil, elle avait de violentes palpitations de cœur, et une sudation abondante.

2 juin. Rêve qu'elle est au bal. Les femmes et elle-même sont vêtues de carton bleu, les cavaliers de papier de soie de toute nuance. Elle dansait beaucoup. A son réveil elle accuse de la douleur et de la fatigue dans les membres inférieurs.

Le 13. Depuis quelques nuits, rêves érotiques qui provoquent de vives sensations génitales à la malade.

Le 18. Elle quitte le service.

Obs. 76. — *Chorée avec hallucinations de la vue et de l'ouïe*, LELION, *Gas. des hôp.*, décembre 1884. (Résumée.) — Jeune homme de 19 ans.

A. H. Père éthylique, mère vive. Mais tous deux sont peu intelligents. 4 enfants dont seul le sujet de l'observation est malade.

A. P. Intelligence bornée, incapable de lire et d'écrire, très colérique alcoolique renforcé.

Sa chorée date de 3 jours et dès le début s'est compliquée d'un délire furieux pendant lequel le malade voulait absolument sortir, criait et bri- sait tout dans la maison. A son entrée, le malade est si agité qu'il faut le camisoler.

Hallucinations de la vue, de l'ouïe. — Il croit voir son père. Il lui parle. Il entend ses camarades lui parler, se dispute avec eux. Il voit des fantômes, des animaux qui le poursuivent et l'effrayent. Attention diffi- cilement fixée.

11 mai. Mort subite.

A l'autopsie, il y avait un peu de congestion de la substance grise de l'encéphale.

Obs. 77. — *Chorée, modifications du caractère, troubles intellectuels, hallucinations de la vue, de l'ouïe. Délire.* Dr MESNET, *Archives de méd.*, 1856. (Résumé.) — Homme de 23 ans, sans aliénation mentale dans sa famille. Il est prédisposé aux inquiétudes et aux préoccupations.

A la suite d'une perte d'argent son caractère change, devient sombre et triste. En février paraissent les phénomènes rhumatismaux.

A la suite, chorée qui s'accompagne d'hallucinations de l'ouïe, de la la vue, de troubles intellectuels, de modifications du caractère. Puis, la chorée disparaît et avec elle l'état mental.

Obs. 78. — *Chorée, troubles intellectuels, hallucinations de la vue, de l'ouïe, du tact,* THORE, *Ann. méd. psych.*, 1865. — Fille de 14 ans, choréique à la suite de rhumatisme. 2 atteintes antérieures de chorée.

Il n'est pas fait mention des antécédents de la malade. Rien ne fait penser qu'elle ait été hystérique.

La malade a des hallucinations de la vue, elle voit des bêtes. Elle voit un homme qui se cache dans sa chambre. Elle se croit entourée de fils dont elle peut être débarrassée. Elle croit entendre frapper à sa porte. Elle entend des cris, des plaintes, des bruits d'instruments dont on joue au-dessous d'elle. La chorée cesse, peu à peu l'état mental redevient normal.

Obs. 79. — *Chorée, mélancolie, hallucinations de la vue, de l'ouïe, idées de suicide.* THORE. *Loc. cit.* (Résumée.) — Fille de 17 ans.

A. H. ne sont pas mentionnés.

A. P. A 11 ans, fièvre typhoïde avec complication cérébrale. Depuis, caractère sombre, triste, perte de la gaîté. Réglée à 16 ans. Chorée suite de suppression des règles avec chloro-anémie. Pendant 6 semaines grande agitation. Puis, *hallucinations de la vue,* elle voit des fantômes, des gens qui sont déjà morts. *Hallucinations de l'ouïe.* Incohérence dans les idées, mélancolie. Idées et tentatives de suicide. Guérison de la chorée et de l'état mental.

Obs. 80. — *Chorée précédée de modifications du caractère. Hallucinations de la vue, de l'ouïe, du tact, de l'odorat. Hystérie coïncide.* RITTI. *Union méd.*, 1873. (Résumée.) — Fille de 19 ans. Ni rhumatismes, ni antécédents héréditaires. A toujours eu un caractère difficile.

En janvier 1873, chorée. Le caractère change et devient pis. La malade a des hallucinations : elle voit des lumières, un chat sur son lit. Elle sent des odeurs de soufre, de savon, de peinture. Elle entend des voix d'hommes. Elle a des démangeaisons, ressent des piqûres, des brûlures. Prétend qu'on veut l'empoisonner.

En mars 1873, guérison de la chorée et de l'état mental.

Obs. 81. — *Chorée, troubles mentaux, intellectuels, rêves, hallucinations de la vue.* MARCÉ. Obs. VI. (Résumée.) — Femme de 17 ans, choréique, fille de mère migraineuse. Pendant les 3 premiers mois elle rêve de morts, d'enterrements.

Caractère devenu difficile, pleurnicheur. *Hallucinations de la vue* : elle se voit le soir dans une forêt entourée et poursuivie de loups et de chiens. Mémoire affaiblie. Chorée et état mental s'améliorent ensemble.

Obs. 82. — Mémoire de MARCÉ. Obs. VII. (Résumée.) — Fille de 11 ans, atteinte de chorée, avec hallucinations de la vue, persistant pendant les 4 premiers mois d'un 7e accès de chorée.

A. H. Père, mort d'affection hépatique. Mère hystérique.

A. P. La malade est hystérique; a eu sa 1re atteinte de chorée à 8 ans, dont la dernière et 7e il y a 6 mois.

Hallucinations de la vue. — Vision d'un fantôme blanc le soir au pied du lit de la malade.

Obs. 83. — *Chorée, hallucinations de la vue.* Mémoire de MARCÉ. Obs. VIII. (Résumée.) — Fille de 17 ans, sujette à des névralgies intercostales. Une sœur est scrofuleuse, pas d'autres antécédents. Chorée, suite de peur.

Hallucinations de la vue. — La malade se croit poursuivie par un être moitié homme, moitié cheval. Elle voit des êtres fantastiques autour d'elle. Se croit battue et forcée de marcher sur des fragments de verre. Rêve qu'on découpe des cadavres.

Obs. 84. — *Chorée, hallucinations de la vue, du sens génital.* Mémoire de MARCÉ. Obs. XII. (Résumée.) — Fille de 19 ans, hystérique, choréique à la suite d'une peur.

Hallucinations de la vue. Elle voit des diables, des fantômes.
Hallucinations génitales.

Obs. 85. — *Chorée et hallucinations.* Extraite de l'article Chorée du *Dict. des sc. méd.*, 1813, t. V, par GEOFFROY. — Fille de 11 ans, devient choréique à la suite de la frayeur causée par un chien enragé. Elle le revoyait sans cesse dans son sommeil.

Obs. 86. — DUCHESNE. *Gaz. des hôp.*, 1886. (Résumée). — Garçon de 13 ans, hystérique, atteint de chorée à la suite d'une fièvre typhoïde. Il a du *délire.* Il croit que ses camarades se moquent de lui. Il tient des propos incohérents. A son entrée à l'hôpital, il est furieux, veut chasser quelqu'un. Le malade a guéri de sa chorée et de ses troubles mentaux.

Obs. 87. — *Chorée, hallucinations du toucher*. OLLIVIER. *Leçons cliniques*, 1889. — Fille de 15 ans, choréique et hystérique. Se plaignait qu'on lui chatouillait la plante des pieds et qu'on lui tirait les jambes.

Obs. 88. — *Chorée, hallucinations du sens génital*, BRIERRE DE BOISMONT. *Des hallucinations*, 3e édit., 1862. — Jeune fille devenue choréique. Toutes les nuits elle voyait un homme dont l'approche était indiquée par des actes impudiques pratiqués sur elle.

Obs. 89. — *Chorée, hallucinations de la vue, du tact. Délire.* Th. DIGOY. Obs. V, 1890. (Résumée.) — Fille de 11 ans.

A. H. Tante aliénée.

Pas de rhumatisme. Chorée sans cause connue. *Hallucinations de la vue :* Elle voit des reptiles qui vont la mordre. *Hallucinations du tact :* Elle se plaint que les bêtes lui mangent la poitrine.

Guérison complète de la chorée et de l'état mental.

Obs. 90. — *Chorée, hallucinations de l'ouïe, du goût, de l'odorat.* Th. DIGOY, Obs. IV. (Résumée.) — Fille de 17 ans, non hystérique. Guérison complète. Nulle mention des antécédents héréditaires ou personnels.

Obs. 91. — *Chorée, hallucinations de la vue. Hystérie.* THORE. *Loc. cit.* — Fille de 19 ans. Il n'y a aucun renseignement sur ses antécédents. Chorée et hystérie apparaissent pendant la convalescence d'une fièvre typhoïde.

Quand elle va s'endormir, elle voit des fantômes, des morts. Si elle ouvre les yeux, ces visions disparaissent et sont remplacées par d'autres. Elle n'entend pas parler ces personnanges, ne sent pas leur contact, mais les voit nettement.

Obs. 92. — *Chorée, hallucinations de la vue, troubles de la sensibilité morale, de l'intelligence. Hystérie.* MARCÉ. *Loc. cit.* Obs. V. — Fille de 14 ans. A eu une fièvre typhoïde avec troubles cérébraux et affaiblissement intellectuel consécutif. Chorée à la suite d'une peur. Modifications du caractère. Sommeil agité : elle voit des lions, des loups qui vont l'étrangler. Rêves tristes. L'hystérie vient s'ajouter à la chorée; l'état mental s'aggrave, et à sa sortie, n'était pas redevenu normal.

CHAPITRE III

Folie choréique.

L'irascibilité du malade peut aller jusqu'à un véritable état d'aliénation mentale, dit le professeur Ball. Et quand on observe des hallucinations, du délire, la transition se fait pour ainsi dire d'elle-même, on arrive à cet état dans lequel le choréique est « un aliéné temporaire » (Ollivier). La folie choréique a été classée par Berthier, puis par le professeur Ball, au nombre des folies névropathiques, ne laissant ordinairement pas traces de leur existence après guérison. Le professeur G. Sée admet dans la chorée ces signes de folie passagère. Elle ne serait pour Gray que l'exagération des troubles mentaux si fréquemment observés à des degrés divers.

Au XVIe siècle, la folie choréique était classée au nombre des vésanies. Bernt décrit « chorea insaniens », « Quando affecti simul insaniæ specie tentantur, variosque et nonnumquàm truculentos, sibi inconsuetos mores exhibent ».

Puis, parlant de « comparatio choreæ cum insaniâ » il ajoute « Quædam tamen choreæ species cum insaniâ quàdam, sed leviori, rarò furoris fastigium attingente, est cunjuncta, ea nempe cui nomen dedimus insanientis ». J. Frank décrit la manie, Strack le délire, P. Frank la folie s'ajoutant à la chorée.

Andral, George Savage, Monneret, Fleury, répètent l'opinion de Georget : ils ont vu l'aliénation mentale succéder à la chorée, ou s'associer avec elle.

Nous inspirant du mémoire de Marcé, des leçons du professeur Ball, de la thèse de Digoy, du mémoire de Mairet nous étudierons : 1° l'excitation maniaque ; 2° la manie choréique proprement dite ; 3° une forme mélancolique ; 4° la démence.

I. Excitation maniaque. — H. Maudsley résume toute la succession des troubles mentaux choréiques quand il dit :

« Dans la chorée, où le désordre des mouvements est la caracté-
« ristique de cette maladie, il peut y avoir des hallucinations qui
« indiquent un trouble des centres sensoriels ; des rires et des pleurs
« sans motifs ou des méfaits et des violences qui indiquent un trouble
« des centres moteurs plus élevés ; il y a de plus, dans quelques cas,
« de l'excitation mentale et de l'incohérence qui peuvent devenir un
« délire maniaque et aboutir à la mort, ou se changer en un délire
« chronique et se terminer par la guérison. »

L'excitation maniaque est vive, énergique, elle n'offre pas comme
dans la manie vraie une sorte de tendance vers une direction quelconque. Sa caractéristique est au contraire une incohérence considérable, et un caractère automatique ; c'est le *mobile perpetuum* de
H. Schüle. Elle diffère par là du délire ordinaire dont les actes font
une suite et un tout. Ainsi, dit le professeur Ball, le malade veut
frapper les autres et se frappe lui-même. Dans le délire choréique,
chaque acte est sans but et sans plan, tout mouvement intentionnel
étant annihilé par d'autres sans aucun rapport. De même, l'idéation
n'est qu'un chaos contradictoire, un égarement des idées sans aucune
association. Aussi, voit-on, dans la conversation des phrases stéréo-
typées, des fragments de phrases sans aucun sens, des jurons, des
sons inarticulés sans raison, n'ayant rien à faire dans la circonstance.
(H. Schüle). Il se passe alors dans le cerveau ce qui s'observe dans
les muscles. Comme pour les troubles musculaires, on peut observer
tous les degrés d'excitation et d'incohérence.

Thore, rattachant toute manifestation choréique au rhumatisme,
décrit « la folie choréique *rhumatismale* » :

« Tantôt on a affaire à un véritable délire maniaque, tantôt à des
« troubles plus circonscrits de l'intelligence, surtout caractérisés par
« des hallucinations. »

Si, pour Audry, les troubles profonds de l'intelligence sont excep-
tionnels, quand ils se produisent, ils se traduisent par des accès de
délire aigu.

Cette excitation maniaque que nous décrivons, Matret la nomme :
manie choréique simple.

Elle débute surtout à la suite d'une influence morale, tantôt brusquement, tantôt et plus rarement lentement et progressivement. Elle apparaît, soit dès le début de la chorée, soit et mieux encore de 10 à 15 jours après.

Tout accès de manie ordinaire lui ressemble en général. Toutefois, il y a une irritabilité marquée. Le maniaque choréique devient facilement agressif ; même en dehors de ses accès d'agitation, il présente un état d'hébétude et d'incohérence intellectuelle très marquée. Quelquefois, il a une tendance d'esprit particulière ; le langage prend un tour poétique, des assonnances spéciales. Le style a une tournure emphatique et enthousiaste. Dans les accès d'agitation, le malade court, saute, crie, déchire tout ce qui tombe sous sa main sans pouvoir résister. Il a des idées violentes tenant de l'impulsion, comme aussi ses actes, mais sans perversion sensorielle.

Les cris poussés par les malades ont parfois un caractère spasmodique particulier, ressemblant aux aboiements du chien, ce serait le « cri choréique » de Mairet. D'après Mairet encore la masturbation serait un acte impulsif fréquent chez ces malades.

Ollivier pense qu'on ne trouve l'excitation maniaque que dans les cas graves, tandis que Joffroy fait remarquer qu'une chorée grave peut ne présenter que des troubles psychiques peu marqués, tandis qu'on peut observer une véritable folie choréique dans un cas de chorée bénigne. Nous en rapporterons plus loin une observation intéressante.

II. — MANIE CHORÉIQUE PROPREMENT DITE. — « Il y a une manie choréique, dit Maudsley, qui s'observe chez les enfants et qui paraît être la contre-partie des « spasmes choréiques ». Ce serait la forme de folie le plus fréquemment observée, puisque la manie est le plus souvent observée chez l'enfant. (Rousseau, th. de Paris, 1857). On peut lui appliquer la définition de Moreau (de Tours) « un délire général avec loquacité, incohérence, surexitation intellectuelle, conceptions délirantes ».

C'est une forme grave, quelquefois mortelle (cas de L. Meyer). Elle a été décrite par Marcé, Russell, Meyer, le professeur Ball, Mairet (manie hallucinatoire), H. Schule.

Elle se manifeste ordinairement après la chorée, dans les cas graves, après une période prodromique délirante, ou brusquement (Mairet).

Son trait saillant ce sont les hallucinations. C'est à elles que ce rattache le délire, c'est encore l'opinion de Jaccoud, Despine et Picot. Tout d'abord, les malades s'en rendent compte, mais peu à peu, ils se trouvent surmontés et dominés par elles. Ils sont en butte alors à des perversions sensorielles qui les rendent agressifs et contre leur entourage et contre eux-mêmes.

Mais fait important, dit le Dʳ Régis, le choréique conserve son intelligence intacte, sa personnalité et sa réflexion au milieu des divagations les plus incohérentes. Dans certains cas, d'après Wilian Dale, les symptômes sont ceux d'une manie aiguë ordinaire « le malade brise les meubles, frappe les garde-malades, ou tout autre personne à sa portée ».

L'hallucination n'est pas tout l'accès ; elle peut disparaître et ce dernier persister. Il a pour caractère d'être brusque et impulsif. Pendant sa durée, le système circulatoire subit une accélération manifeste. Les fonctions digestives sont généralement normales.

Si cet état d'excitation augmente, la scène change et la situation du malade devient très grave.

Le pouls s'accélère, atteint 120 pulsations et plus, la langue se sèche, les lèvres se fendillent ; il y a du mâchonnement, de la sputation. Cet état grave est alimenté ou augmenté par les hallucinations. Ou bien il en résulte un état mental particulièrement sérieux, ou bien la mort arrive dans les convulsions, dans le coma, avec accidents ataxiques (les 3 cas de Marcé).

Certains auteurs nient cette manie. Steiner ne l'admet qu'au cours d'une affection fébrile compliquant la chorée. Leidesdorf pense de même. Leven la considère comme le phénomène ultime dans les rares cas où la mort termine la maladie. Elle est regardée comme très rare par F. Barrier et Gray. Il ne faut pas confondre ce délire avec celui qui peut se manifester ou cours ou à la fin d'une chorée, mais relevant de complications fébriles cérébrales ou autres. C'est ce que l'on voit dans certaines observations de chorée avec troubles mentaux, suivies de la relation de l'autopsie. On y a trouvé des lésions bien capables de les avoir engendrés, et qui permettent de mettre en doute la valeur de l'état mental décrit. Nous citerons par exemple les obs. 7 et 17 de la th. de Foucherand, l'obs. de H. C. de Boyer, celle de P. Tissier, l'obs. 15 du mémoire de Marcé, celle de Bonnassies et Thiriol. Ajoutons l'obs. 2 de **Digoy** (obs. III du mémoire), dans laquelle est notée la cessation des troubles psychiques au moment de la formation d'un abcès parotidien.

III. — FORME MÉLANCOLIQUE. — Cette forme peut se rencontrer dans la folie choréique. Elle vient se greffer sur les hallucinations et bien souvent leur emprunte son caractère particulier. Le malade est en proie à des idées de tristesse parmi lesquelles domine la peur. Il tombe dans un état anxieux avec idées de persécution et d'empoisonnement. Il y a de la sitiophobie, des idées de suicide. On peut observer encore la mélancolie stupide avec hébétude profonde, immobilité, anxiété.

Dans la chorée chronique, au début de l'affection, les malades sont enclins à une grande tristesse et à la mélancolie. Ils y sont poussés par la chronicité de l'affection, son incurabilité et souvent aussi par les antécédents de famille qui leur révèlent leur futur sort. Vu les désordres de leur motilité, ces malheureux recherchent la solitude, abandonnent la situation qu'ils occupaient dans la société. Ils fuient leurs semblables, évitent de sortir, se confinent dans leur chambre, redoutant les moqueries, craignant aussi une fausse interprétation de leur maladie. Car souvent en effet leur désordre musculaire est pris pour de l'ébriété, et les malades passent pour des ivrognes. D'où leur désespoir, leurs idées noires, qui expliquent les tentatives de suicide qu'on peut observer. C'est surtout dans cette forme de chorée qu'on les rencontre. Elles sont possibles mais plus rares dans la chorée aiguë.

Cet état de tristesse et de dépression mentale avec tendance au suicide, disparaît peu à peu, au fur et à mesure qu'augmente l'affaiblissement intellectuel. Les malades deviennent alors graduellement de plus en plus indifférents. Ils sont internés parce qu'ils sont devenus très violents, ou bien incapables de gagner leur vie ou les arrête pour vagabondage ou pour ivresse (Huet).

IV. — DÉMENCE. — Au cours de la chorée de Sydenham on peut observer une pseudo-démence.

Le malade, dont la parole est embarrassée, qui ne peut articuler et cela, semble-t-il, par absence d'attention, de mémoire et d'intelligence, dont le visage revêt le facies choréique que nous avons décrit, en représente le type.

Momentanément le malade a l'aspect d'un « idiot », au point que son entourage en est assez vivement impressionné. Cette apparence d'idiotisme tient à ce que les facultés intellectuelles sont troublées et masquées ; elles ne sont nullement détruites. Dès que l'état mental revient à la normale, le malade récupère la possession de ses facultés psychiques, il se retrouve ce qu'il était avant sa chorée. Les exceptions à cette règle clinique sont relativement rares.

Nous attirons l'attention sur la coexistence fréquente de la chorée chez les idiots.

Elle est signalée par beaucoup d'auteurs, entre autres : le professeur Ball, Luys, Chambard, Broadbent, Diller, Kohler. Il en résulte sans doute une aggravation de leur état. Sans aller jusqu'à l'idiotisme complet, on peut voir la chorée s'ajouter à la débilité mentale. En ce cas, elle nous paraît avoir quelque influence sur l'état mental primitif. Nous avons pu l'observer chez une malade du service du docteur Falret, âgée de 17 ans 1/2. Internée à la Salpêtrière le 6 août 1892, cette malade est entrée dans le service atteinte de débilité mentale et de chorée· Pendant toute la durée d'évolution de la névrose, l'obtusion intellectuelle du sujet fut notablement accrue. Après sa disparition, l'état mental est redevenu ce qu'il était avant.

On peut cependant rencontrer la démence vraie dans la chorée de Sydenham, mais c'est rare. On la voit surtout dans les chorées chroniques. Elle revêt l'aspect de la démence sénile ordinaire.

L'état mental observé chez les malades atteints de ce genre de chorée, que ce soit des adultes, que ce soit des vieillards, est sensiblement le même.

Ce qui domine dans les troubles mentaux des choréiques chroniques, c'est l'affaiblissement simple mais progressivement croissant des facultés intellectuelles, de la mémoire. Cette dernière paraît être atteinte le plus souvent la première. La dégradation mentale se fait peu à peu et insensiblement on arrive à la démence.

L'affaisement moral du malade s'accuse de plus en plus, il tombe dans une indifférence complète, son esprit, qui a perdu toute lucidité, est incapable d'aucune conception. Le malheureux ne peut vaquer à ses affaires, il est devenu un dément complet. Installée, la démence est définitive ; c'est la dernière étape à laquelle arrive l'état mental du choréique chronique.

Dans certains cas, la déchéance intellectuelle peut être si prononcée que les malades en arrivent à être complètement confinés au lit ; on est contraint de les faire manger, de les nourrir quelquefois à la sonde nasale. La mort dans la cachexie et le marasme en sera la terminaison.

Si, pour M. Charcot, la plupart des vieillards affectés de chorée chronique sont dans un état de démence plus ou moins prononcé, il ne faudrait pas croire cependant que ce soit le terme fatal auquel ils doivent aboutir forcément. Certains jouissent de leurs facultés morales et intellectuelles et ils sont, à ce point de vue, semblables à toute autre personne de leur âge.

Nous trouvons cette intégrité mentale notée dans quelques observations (obs. 1, 2, 3, de Marcé) (obs. 1, 12, 16, 40, 41, de Huet); une obs. de Périgord, il s'agit d'une femme de 54 ans atteinte de chorée depuis 14 ans).

D'autres n'ont qu'un peu d'affaiblissement de leur mémoire (obs. 1, 6, 7, 11, 13, 15, 17, 18, 20, 22 de Huet (obs. 23 de Moynier; 3 cas de Berdinel chez des choréiques atteints depuis 1 an, 3 ans et 16 ans.

Ainsi donc la vraie démence ne s'observe pas au cours de la chorée aiguë. Toutefois elle peut y conduire quelquefois, ainsi que l'ont montré le professeur Ball, Eichhorst, F. Frank qui a noté chez quelques-uns de ses malades « l'absence complète de conscience ». Thomasi cite aussi le fait d'une chorée transformée en démence paralytique.

Mais dans les chorées chroniques, quand les troubles mentaux prennent une marche parallèle à celle que suit le désordre moteur, ils tendent à la chronicité et aboutissent à la déchéance mentale complète.

Nous ne saurions trop répéter que ce n'est point une loi inéluctable à laquelle ne puisse échapper la chorée chronique.

V. — Formes rares. — Il est exceptionnel de rencontrer chez les choréiques des idées de persécution, des idées de grandeur ou de satisfaction.

OBS. 63. — *Chorée, modifications du caractère, des sentiment affec-tifs, de l'attention, de la mémoire. Hallucinations de la vue, de l'ouïe, du tact, de l'odorat, délire, agitation maniaque. Hystérie con-comitante. Guérison.* (Personnelle.) — Cette malade a fait la leçon du 21 janvier 1893, sur la folie choréique, de notre cher maître, le Dr Jof-froy. Bid…, Marie, 25 ans, entrée le 30 nov. 1892, salle Pinel, n° 15. Service de M. le Dr Joffroy, à la Salpêtrière.

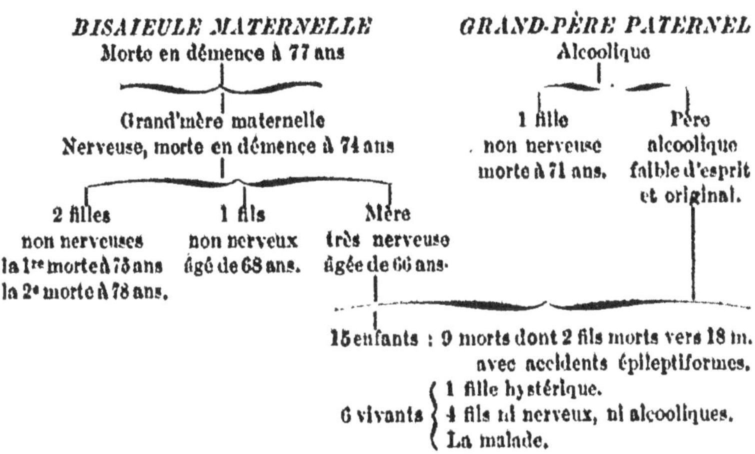

A. H. Grands parents paternels. Les renseignements sont peu précis. En tous cas pas d'aliénation mentale. Le grand-père, ancien soldat de l'Em-pire, avait l'habitude de boire quotidiennement.

Bisaïeule maternelle, morte en démence à 77 ans, avait eu de la démence pendant 2 ou 3 ans. Grand'mère maternelle, nerveuse, morte à 74 ans après avoir présenté de la démence sénile pendant 3 ans environ. Tante paternelle, morte à 71 ans, non nerveuse probablement. 2 tantes mater-nelles, l'une morte à 75 ans, l'autre à 78 ans, non nerveuses. 1 oncle ma-ternel âgé de 68 ans, non nerveux. Le père de la malade, cordonnier, âgé de 72 ans, a l'habitude de boire sans s'enivrer, mais de façon à s'ex-citer. Il est original, pas méchant. On l'appelle le *toc-toc* et dans la fa-mille on dit qu'il deviendra fou. Son habitude de boire date de l'enfance. Il boit surtout du vin, peu d'eau-de-vie. La mère de la malade est très nerveuse, émotionnable, très irritable, âgée de 66 ans; n'a jamais eu de crises de nerfs. Elle eut 15 enfants dont 9 sont morts. 2 vers l'âge de 18 mois avaient eu, pendant toute leur vie, des attaques épileptiformes. 6 sont vivants : une sœur de la malade est hystérique, non alcoolique; ses 4 frères, sont biens portants, n'ont jamais eu de crises de nerfs, ne sont pas buveurs.

A. P. La malade est la 15e. Elle a été élevée au biberon, a eu une fièvre muqueuse à 11 ans. Au bout de quelques jours, elle fut prise d'un délire violent, dansant dans son lit comme si elle sautait à la corde. Elle racontait beaucoup de choses de nature à montrer qu'elle avait des hallucinations, et cela pendant 4 jours environ. Variole à 21 ans; pendant cette maladie elle n'aurait pas eu de délire prolongé. Réglée à 14 ans, toujours régulièrement. Pour la dernière fois le 22 novembre. Elle a eu 2 enfants : le 1er à l'âge de 21 ans, le 2e à 23 ans. Elle a fait les couches de son 1er enfant chez une sage-femme. Quelques jours après son accouchement, il y eut du bruit dans l'appartement voisin. Elle l'interpréta faussement et ce fut le point de départ d'un accès de délire pendant lequel elle croyait qu'elle était chez elle et que le bruit était produit par des gens qui venaient pour la prendre. Cet accès ne dura du reste que 1 ou 2 jours.

Son second enfant est mort âgé de 2 mois d'une affection intestinale avec hémiplégie droite. A sa mort, elle eut un chagrin extrême et certainement hors de proportion avec le malheur qui venait de la frapper. Il s'en suivit des crises de nerfs assez nombreuses et plus violentes. Mais sauf cette exagération de la douleur, il n'y eut pas de désordre mental. L'autre enfant est bien portant, de même aussi son mari. Jamais elle n'a eu de rhumatisme.

Depuis sa 1re grossesse est sujette à des accidents utérins, qui remontent donc à 4 ans 1/2. Il y a 2 ans elle a subi un curettage utérin.

Les crises de nerfs ont apparu pour la 1re fois il y a deux ans, provoquées par l'ennui que cause à la malade l'idée d'une nouvelle opération contre ses accidents abdominaux.

Puis, elles reparaissent à la mort de son second enfant.

En juillet 1891, elle a de projets de suicide. Souffrant de sa métrite, elle fut très fortement frappée de ce que les médecins de Lariboisière, après examen, l'avaient trouvée atteinte de « *Salpingite* ». Se croyant perdue et ayant aussi interprété ce mot comme une injure à son adresse, elle résolut de se tuer. On fut obligé de l'en empêcher en cachant le laudanum destiné aux cataplasmes.

Il y a 9 semaines encore, n'ayant pas été admise à l'Hôtel-Dieu, comme elle l'espérait, elle voulut se jeter à la Seine.

Il y a 6 mois, elle eut de fréquentes crises de nerfs causées par une grande frayeur. Se promenant sur les fortifications accompagnée de son frère tenant à la main l'enfant de cette malade, elle le vit tomber en bas du talus et crut à la mort de ces 2 personnes. Il n'en était rien cependant.

Chorée débute il y a 6 semaines, sans cause apparente. Elle s'est généralisée lentement et progressivement. C'est pour cette dernière affection qu'elle est entrée dans le service.

État de la malade à son entrée le 30 nov. La chorée est généralisée et d'intensité moyenne. Depuis deux mois, elle est sujette à des douleurs vagues dans les articulations, mais sans caractère rhumatismal, ni fièvre, ni douleur violente, ni gonflement articulaire. Présentement encore, elles existent un peu surtout dans les 2 poignets.

Caractère. A toujours été difficile. Depuis 2 mois il se modifie. Elle est portée à la colère, elle est emportée. Depuis cette chorée il s'est encore changé et est devenu plus mauvais. Elle se disputait souvent avec son mari, et pour des motifs futiles.

Mémoire. Diminuait; quand on lui disait une chose, de suite elle l'oubliait. Descendue dans la rue, pour ses courses, elle ne savait pourquoi elle y était. Oubliant les objets les plus usuels de son ménage, ne sachant où elle les avait placés.

Intelligence intacte.

Sentiments affectifs. Depuis qu'elle est choréique, elle maltraite un peu son enfant.

Attention. Difficile à maintenir et à fixer. Elle offre une grande mobilité dans les idées.

Peur. La malade a toujours été un peu peureuse, mais jamais au point qu'elle a atteint depuis sa chorée. Le sentiment de la frayeur s'exagère chez elle quand la nuit approche et il est à son comble quand elle doit se mettre au lit le soir. Néanmoins, dans le jour elle est effrayée par peu de chose. Ainsi la malade vient d'avoir une grande frayeur parce qu'on avait déposé, par mégarde, sur son lit, une carcasse de homard et un morceau de papier gris. Elle a fui dans l'office de la salle et n'a consenti à rentrer dans la salle, à s'approcher de son lit et à s'y coucher qu'après avoir acquis la certitude que ces objets avaient été enlevés et sortis de la salle des malades. Si on lui demande le motif de sa crainte, elle l'ignore, mais elle se figure, dit-elle, qu'on veut lui faire du mal.

Sommeil mauvais. Elle rêve beaucoup et de choses pénibles. Elle croit qu'il y a des voleurs qui lui vont causer quelque dommage, qui viennent pour la tuer, etc. Ces rêves sont toujours de nature triste. Avant de s'endormir, elle a des terreurs injustifiées. Chez elle, elle croyait voir un fantôme dans une glace. Par moments aussi, elle se plaint d'entendre des cloches, soit dans la journée, soit surtout le soir au moment où elle va s'endormir. Dans la nuit, elle a des réveils en sursaut provoqués par ses cauchemars.

Sensibilité générale normale sous ses divers modes.

Hystérie. En outre des crises de nerfs qu'elle a présentées, la malade a de l'ovarie droite non exagérée d'ailleurs. La pression au pourtour du sein est plus vive à gauche qu'à droite. Pas de sensation de boule hystérique.

Réflexes, même le pharyngien, sont normaux.

Champ visuel. Difficile à obtenir, nous a paru un peu rétréci.

3 décembre. Tel était l'état de la malade jusqu'alors, quand tout à coup il se modifie profondément.

La malade a passé une mauvaise nuit. Elle prétend qu' « on » lui a mis

quelque chose dans son lit pour lui causer des démangeaisons et l'empêcher de dormir. Mais elle ne sait ni ce que c'est, ni qui lui aurait fait la
chose.

A la visite du matin, l'agitation est considérable ; la malade a les lèvres
sèches et fendillées. La température est de 38° et le pouls bat 120. Bruit
de roulement à la pointe du cœur.

1 Décembre. A minuit la malade s'est levée, a couru dans la salle, s'est
réfugiée dans l'office, a battu l'infirmière de veille, a cassé les carreaux,
et a donné des coups de pieds à d'autres infirmières venues pour la maintenir. Elle s'est aussi précipitée sur une malade, l'a mordue et cherchait
à l'étrangler. On dut la camisoler, mais il fallut 3 hommes pour le faire ;
et encore, déchira-t-elle une première fois la camisole de force.

Dans la soirée la malade avait répété qu'elle entendait la voix qui lui
disait « qu'on voulait la tuer. » Ce jour-là la température s'est élevée à
38°, 2 C., et le pouls à 112.

A la visite du matin, la malade est très agitée. Elle parle beaucoup, ne
veut plus rester à l'hospice, ne veut pas y passer la nuit prochaine, car
demain elle sera morte. Elle dit qu'on la trompe, qu'on lui a pris son
alliance. Elle est dans un état d'anxiété assez grand. Elle se souvient
parfaitement de ce qui s'est passé pendant la nuit, n'ignore pas qu'elle a
frappé des infirmières.

Il faut qu'on retire la bête qui est aux pieds de son lit. A 11 heures du
matin, succède à l'agitation une prostration complète. Néanmoins on la
tire de sa somnolence aisément, elle répond bien aux questions qui lui
sont adressées puis retombe dans cet état.

Dans la journée d'hier, il s'était manifesté une chorée des muscles du
pharynx si intense qu'on avait cru devoir être obligé de la neurrir à
l'aide d'une sonde nasale. Ce matin, la malade peut boire avec une facilité relative.

Elle a reçu, dans l'après midi, la visite de son mari et de son enfant.
Elle les a reconnus parfaitement, et leur a témoigné beaucoup d'affection,
a manifesté le désir de quitter l'hospice. Pour expliquer les faits de la
nuit, elle prétend qu' « on » lui avait dit que son mari était présent avec
son enfant. C'était pour les aller voir qu'elle s'était levée.

Le même jour, son frère en venant la visiter, lui cause une frayeur si
soudaine, qu'elle saute de son lit et tombe à terre. Puis elle le reconnaît
et se montre très heureuse de sa visite.

Vers 7 heures du soir, nouvelle agitation. La malade crie, s'agite, veut
sortir de son lit, se bat avec les personnes qui l'entourent. Elle prétend
qu'il y a des bêtes noires dans son lit, et qu'elles lui tirent les jambes.
Tantôt ce sont des corbeaux, tantôt des lézards frisés, tantôt d'autres
bêtes noires frisées.

Elle entend qu' « on » parle mal d'elle, qu' « on » veut lui faire du
mal. Elle en accuse ses voisines de lit, qui sont précisément absentes.

Le 5. De une heure à 3 heures du matin agitation, cris «à la garde! à l'assassin! ». La malade réclamait sans cesse la surveillante du service

Au moment de la visite, elle est plus calme. Depuis 24 heures elle a pris 5 gr. de chloral et on lui a fait 2 lotions froides. Elle nous apprend que pendant la nuit on lui a fait une opération, qu'elle a été saignée.

Le 6. Un accès d'agitation nocturne qui dure de 1 heure à 2 heures du matin. Elle crie, se plaint d'avoir des bêtes dans son lit (ce sont celles déjà citées, en plus des crabes.) Elle prétend qu'on lui veut du mal. Etant camisolée elle n'a pu sortir de son lit. Au moment de la visite, la malade est plus calme. Elle parle de partir chez elle, dit qu'il y a des bêtes dans son lit.

Température normale. P. 112. — Bruit de frottement très net, localisé à la base.

Le 7. L'agitation a commencé hier soir à 11 heures et s'est prolongée pendant toute la nuit, pour ne cesser qu'au jour. La malade poussait des cris « à la garde, à l'assassin ». Au moment de la visite, malade assez tranquille, mais très déprimée. Elle entend à la tête de son lit, des personnes qui lui parlent, comme elle nous entend nous mêmes lui parler.

On lui reproche de ne pas aimer son mari, et son enfant.

Elle est persuadée que cette dernière nuit des gens sont venus pour lui faire du mal.

Les lèvres sont sèches, un peu fendillées, et sur la lèvre inférieure, auprès des commissures, mais sans les atteindre, il y a 2 ulcérations superficielles.

Le 8. De 2 à 5 heures du matin, agitation et cris « à la garde, à l'assassin. » A la visite, la malade présente moins de chorée. Elle peut se lever, et marche mal, à la façon d'une ataxique. Elle nous dit que les objets qui l'entourent sentent le camphre, alors que rien ne le justifie. On lui reproche de s'être mal conduite avec les médecins du service, ce qui la peine beaucoup, vu qu'elle aime son mari et son enfant.

Le 9. Même agitation nocturne, même cris. A la visite du matin, la malade parle beaucoup. On l'accuse toujours de se mal conduire avec les médecins qui la soignent. Elle s'en afflige.

Elle a peur, elle voit des bêtes, sent des serpents qui rampent sur son corps. On parle derrière elle et on la traite de pas « grand'chose ».

Le facies est très altéré, les lèvres restent sèches, fendillées, ulcérées. La température oscille maintenant entre 37° et 37°8,

Le 10. Fort peu de mouvements choréiques, P. 100.

Le 11. Agitation nocturne, cris, mais moins accusés. P. 90.

Dans le jour elle déraisonne peu, la chorée est à peine sensible.

Pendant la journée, elle a demandé quel était le jour de la semaine. Assez calme le matin et durant le jour, elle redevient agitée dès qu'il fait un peu sombre, le soir.

Le 12. La chorée a presque disparu; nuit calme. Au moment de la visite, elle voit des bêtes sur son lit, sur le parquet de la salle, un peu partout.

On lui reproche toujours sa mauvaise conduite avec les médecins. On lui parle derrière elle, à la tête de son lit. Elle nous apprend que ses appels nocturnes « à la garde, à l'assassin » étaient justifiés, car alors des gens venaient pour la ficeler. Elle nous raconte aussi ce qui s'est passé quand on l'a camisolée, mais elle y mêle des détails inexacts; il y a semi-conscience de son état. Elle se plaint encore qu'on la pique sur la tête; elle ignore qui, mais ce sont les personnes qui sont cachées derrière son lit. P. 82.

Le 13. La malade a passé une bonne journée. Il n'y a pas d'agitation. Elle se plaint encore de voir des bêtes, surtout des serpents, sur son lit. Elle n'a pas reposé pendant toute la nuit, mais n'a pas crié. Les règles sont apparues,

Dans la nuit, la malade a parlé bas, disant qu'elle avait peur. Elle prétend que pendant la nuit des serpents l'ont mordue et elle cherche à nous montrer les traces de morsure sur son corps, à la visite du matin. Elle ne prend plus de choral.

Le 14. Bonne journée, nuit calme.

Vers 10 heures du matin elle est reprise de mouvements choréiques assez intenses. Elle se plaint qu'on la pique, que ses matières fécales sortent par son nombril. Elle n'entend plus de voix.

Le 15. Bonne nuit. Elle se figure l'avoir passée couchée avec son mari et paraît en être très satisfaite. Elle a uriné sous elle dans la nuit, mais elle croit que c'est son enfant, couché avec elle qui a pissé dans son lit. La chorée est de beaucoup diminuée d'intensité. Dans la journée, son mari vient la voir. Elle cause raisonnablement avec lui, lui témoigne de l'affection. Elle se plaint de sentir des crabes et des serpents. A chaque instant, elle porte la main à son cou comme si quelque chose l'étranglait, la serrait et l'empêchait de respirer. Elle accuse un des animaux qu'elle voit autour d'elle de lui causer cette constriction. Après le départ de son mari, elle a une agitation très accusée. Elle s'écriait : « Je suis désolée, j'ai fait du mal à tout le monde ». « Vous savez, j'ai trop parlé pour les papiers. Mon mari va se tuer ce soir, vous êtes sûrs qu'on ne le mettra pas en prison! » Puis elle a voulu se sauver, on l'a rejointe dans l'escalier après avoir été couchée, elle s'est relevée de suite et s'est précipitée sur une de ses voisines en disant : « Il faut que je vous embrasse, je vous ai fait trop de mal ». On la camisole; « c'est égal, dit-elle, si je pouvais passer par la fenêtre ce serait plus vite fait que par l'escalier ». On a donné 2 gr. de chloral. Elle a passé une nuit calme.

Le 17. Fin des règles. Malade beaucoup plus calme. Elle répète souvent dans la journée : « Il me semble que je n'ai fait de mal à personne ». Ne parle plus de bêtes, n'entend pas de voix.

Le 18. Chorée à peine marquée. Nuit calme au moment de la visite, la malade est très anxieuse. Elle regarde de tous côtés, comme craignant ou attendant quelque chose.

Dans la soirée après le départ de sa famille, elle fut très agitée, criait voulait partir.

Le 10. Il y a encore un peu de chorée. Les ulcérations des lèvres sont à peu près complétement cicatricées.

Le 20. Très bon état général. Plus d'agitation ni de délire.

Le 22. Chorée à peine marquée. Rien à noter. La malade ne se rend pas encore bien compte que tout ce qu'elle a vu ou entendu était faux. Elle tend à le croire cependant.

Le 24. Va bien. Dans la nuit, rêves, cauchemars, on voulait l'étouffer, lui couper le cou, la tuer.

Le 31. Va très bien, ni rêves, ni cauchemars.

7 janvier 1803. Plus traces de la chorée. Si on l'interroge sur les faits qui se sont passés au cours de sa maladie, on arrive facilement à se convaincre que la malade ne discerne pas nettement le vrai du faux. Sans ajouter foi à la plupart des événements précédents, elle en tient pourtant quelques-uns comme certains. C'est ainsi, que persuadée, que les personnes de la salle s'étaient précipitées sur elle pour lui enlever son alliance elle l'a remise à son mari, lors d'une de ses dernières visites.

Obs. 04. Trousseau parle dans son T. II de ses *cliniques* d'une fille de 17 ans, atteinte de chorée grave avec délire et qui guérit lentement. Toujours très nerveuse elle avait un caractère fort bizarre.

Obs. 05. — *Chorée, hallucinations de la vue, agitation maniaque, guérison.* MARCÉ. Obs. XVI. (résumée.) — Femme de 22 ans, syphilitique Ses antécédents ne sont point indiqués.

Elle a le soir des hallucinations de la vue, a de l'agitation maniaque, craint d'être empoisonnée; guérit de sa chorée et de son état mental.

Obs. 06. — MARCÉ. Obs. XVII. (Résumé.) — *Chorée, délire maniaque, mort.* — Femme de 22 ans. Hallucinations de la vue : voit la mort, des sorciers, des objets effrayants. Excitation maniaque avec délire. Mort dans une agitation terrible.

Obs. 07. — Thèse de DIGOY. Obs. I. (Résumé.) — *Chorée, accès de manie*, chez un enfant de 14 ans né de père très irritable.

Obs. 08. — *Chorée avec démence.* GRAY. *Journ. of Neurology*, 1880. (Résumé.) — Garçon de 7 ans : sans rhumatisme ni antécédents nerveux héréditaires, chorée causée par la peur. Caractère devient mauvais; au cours de sa chorée est pris de démence dont il guérit complétement avec la fin de la chorée. Il est devenu ensuite un sujet intelligent sans aucune trace de cette affection.

Obs. 09. — GEE. *St-Barthol. Hosp. Report.*, 1880. — 4 cas de chorée avec démence chez des filles de 14, 15, 16, 17 ans. Une seule avait des accidents rhumatismaux.

OBS. 100. — *Chorée, démence, hallucinations de la vue, du tact, de l'odorat.* GEE. *Loc. cit.* (Résumé.) — Fille de 16 ans, pas de rhumatisme, chorée sans cause notée, changement du caractère. Parole inintelligible. Délire. Hallucinations; elle voit des apparitions, des fantômes, des chats ou autres bêtes. Tout ce qu'elle touche est du sang ; refuse les aliments de peur qu'ils ne soient empoisonnés. Guérison.

OBS. 101. — A. VOISIN. *Ann. méd. psych.*, 1890. *Chorée et délire. Hystérie.* (Résumée.) — Enfant de 10 ans. Sans antécédents rhumatismaux ou nerveux ; a toujours eu une grande impressionnabilité. Chorée à la la suite de la frayeur causée par un chien prétendu enragé qui avait renversé le malade. Délire. Il parle de tuer un chien. Le mot « chien » lui fait exprimer la terreur, l'œil devient fixe. Il finit par guérir.

RÉFLEXIONS. — Il s'agit bien d'une chorée de Sydenham qui fut confirmée par le D' C. de Gassicourt. M. A. Voisin insiste sur la succession des symptômes : d'abord troubles moteurs, puis intellectuels. Ces derniers restent seuls en scène et se caractérisent par des accès délirants avec hallucinations.

OBS. 102. — *2 cas de folie associée à la chorée.* JOS. WIGLESWORTH. *The Journ. of Ment. Sc.*, 1882 Extrait des *Arch. de neurologie*, 1882. T. t. IV, p. 329. (Résumée.)

I. — Femme de 21 ans, sans hérédité ; chorée à la suite de rhumatisme subaigu. En même temps, manie sans violence, agitation, incohérence ; hallucinations du toucher ; a guéri.

II. — Fille de 15 ans. Mère épileptique ; oncle aliéné. Pas de rhumatisme ; chorée depuis 1 mois. Troubles intellectuels ; parole indistincte. Délire tranquille. Hallucinations du goût, de l'ouïe. Guérison.

OBS. 103. — *Chorée et aliénation mentale.* Ann. méd. psyc., 1867. — Enfant de 10 ans, cité par Berkham de Brunswick, atteint de chorée compliquée d'aliénation mentale. Guérison.

OBS. 104. — *Chorée aiguë avec folie.* Bull. méd., 1889. Evan Powell rapporte à la Nottingham med. chir. Society 2 cas de chorée aiguë avec folie, suivis de mort. Le 1er chez un homme de 19 ans ; le 2e chez une femme de 20 ans. Pas de lésions aux autopsies.

OBS. 105. — *Chorée avec manie furieuse.* BONNASSIÉS et THIRIOL, *Soc. méd. de Paris*, 1848. (Résumée.) — Jeune fille atteinte de chorée avec accès de manie furieuse.

Réflexions. — La malade étant tuberculeuse, atteinte de paraplégie, aurait pu avoir quelques lésions cérébrales également tuberculeuses, causant les troubles mentionnés.

Obs. 106. — *Chorée associée à la folie* G. P. Cope. *The Journ. of Ment. Sc.*, 1888; *Arch. de neurol.* 1892. — Garçon de 10 ans, sans antécédents rhumatismaux ou nerveux, chorée, suite d'anémie, se compliqua de manie aiguë. Guérison.

Obs. 107. — *Chorée, hallucinations, folie à forme lypémaniaque, tendance au suicide.* Dr Régis. *Journ. de méd. de Bordeaux.* (Résumée.) — Enfant de 14 ans, devient choréique. Il a des hallucinations, il est pris de folie avec délire triste, mutisme, demi-stupeur, tendance au suicide. Guérison.

Obs. 108. — Extraite de : The Johns Hopkins, *Hosp. Reports*, août 1891, n° 6, p. 318. (Résumée.) — Fille de 27 ans; chorée ayant la forme de la « chorea insaniens » de Bernt. Troubles mentaux. Mort. A l'autopsie, il semble que la malade fut atteinte de maladie infectieuse.

Réflexions. — Cette dernière considération nous fait mettre en doute la valeur de cette observation.

Obs. 109. — *Chorée, délire, hallucinations.* Maudsley *Loc. cit.* — Fille de 11 ans, choréique. Sa mère fut atteinte de mélancolie avec mutisme. Elle avait eu 11 fausses couches, et 3 enfants morts en bas âge. Un frère de la malade a eu des accidents nerveux de même nature. Pendant la grossesse de la malade, elle eut une vive frayeur, et à sa naissance la malade aurait eu une chorée durant 6 mois. La chorée se compliqua de délire avec accès pendant lesquels elle croyait mourir. Hallucinations de la vue : voyait des cadavres et du feu.

Obs. 110. — *Chorée, modifications du caractère, excitation maniaque, air hébété.* Ollivier. *Leç. clin.* 1889. — Fille de 8 ans, choréique. Depuis sa chorée, caractère méchant, colère injustifiée; air hébété. Excitation maniaque.

Obs. 111. — Thèse Drioy. Obs. II (Résumée.) — Fille de 22 ans, choréique, violent délire, manie aiguë, hallucination de l'ouïe, du tact.

Réflexions. — Nous pensons qu'il faut attacher peu de valeur à cette observation. La malade avait une fièvre intense, un délire violent, qui céda au bout de 4 jours après ouverture d'un abcès parotidien.

Obs. 112. — *Folie choréique* Pʳ BALL. *France méd.*, 1880. (Résumée.)
— Jeune homme de 16 à 17 ans, sans hérédité. Caractère émotif dès l'enfance, mais s'exagère avec la chorée. Ne peut s'opposer aux impulsions
qu'il reçoit. Ainsi, il a accompli 2 fois un vol auquel il fut poussé par ses
camarades. Mais en outre, il commet des actes élogieux : 5 sauvetages;
au dernier, saisi par le froid, devint choréique. Dès lors, il est triste,
taciturne, renfermé, il a des visions de fantômes.

Obs. 113. — *Chorée, mélancolie anxieuse.* Th. Diooy. Obs. VI.)
(Résumée.) — Femme de 21 ans. Un oncle, une tante paternels ont eu
des troubles intellectuels. Folie avec idées religieuses. Hallucinations de
la vue, voyait des diables. Délire mélancolique, avec idées obsédantes
coprophagie; guérison.

Obs. 114. — MAUDSLEY. *Loc. cit.* (Résumée.) — I. Enfant de 12 ans.
Chorée, accès de manie aiguë, tentative de suicide. Guérison.
II. — Fille de 11 ans (obs. par Morel), chorée avec furie maniaque
pendant laquelle elle essaya de tuer sa mère, de noyer une de ses sœurs.
Guérison.
N. B. — Nulle mention des antécédents de ces malades.

Obs. 115. — *Chorée, accès d'extase.* HENOCH. *Mal. des enfants.* —
Fille de 10 ans, choréique, accès d'extase. Elle prenait alors les façons
d'une princesse exigeant de son entourage des services de tout genre et
parlant un langage en rapport avec sa situation. Cet état d'esprit se dissipa
avec la chorée.

Obs. 116 — *Chorée, manie, hallucinations.* Dʳ MAIRET. *Ann. méd.
psych.*, 1889. — III...; son père bégaye, est rhumatisant. Oncle paternel
atteint de myopie, de strabisme; un autre oncle paternel herpétique.
Chorée avec agitation et hallucinations dirigeant les accès de manie :
quand il se précipite sur les personnes qui l'entourent et qu'il brise les
objets, c'est qu'il croit voir un chasseur qui le couche en joue et qu'il croit
entendre le cliquetis du fusil.

Obs. 117. — Dʳ MAIRET. *Loc. cit.* — A..., 16 ans, chorée à la suite d'une
discussion. Mère rhumatisante. Grand père maternel rhumatisant. Une
cousine germaine aliénée. Une sœur a eu la chorée à 8 ans. Le malade a
eu des convulsions vers 2 ans; à 15 ans, affection fébrile avec fièvre intense
et délire : idées de persécution et conceptions religieuses. Cet état dure
20 jours, puis la chorée paraît. Elle se complique d'un violent délire maniaque.

Obs. 118. — *Chorée avec délire maniaque* et agitation chez une fille
de 16. ans. Communiquée par WARIN de Metz à la *Soc. de la Moselle*, 1870.

Obs. 119. — *Chorée, agitation, manie, délire, hystérie concomitante.* Souza-Leite et É. Cherbuliez. *Progrès médical*, 1889. (Résumée.) — Femme de 18 ans.

A. H. Grands-parents paternels alcooliques. Père, alcoolique et rhumatisant. Mère bien portante, a eu 3 enfants et une fausse couche. L'un est mort-né, l'autre est mort de scrofule.

A. P. Rougeole, variole. En 1884, rhumatisme articulaire aigu : au cours de la convalescence, pleurésie double avec délire pendant 8 jours. Chorée à la suite d'une violente discussion. Elle se complique d'excitation cérébrale, de pleurs, de délire ambulatoire, de sentiment de folie imminente. Elle disparaît de chez elle, on la retrouve dans les champs 4 heures après, elle est ramenée difficilement chez elle. L'état cérébral masque les troubles moteurs. La malade ne reconnaît plus ses parents, tient des propos incohérents, cherche à s'évader.

Réflexions. — Bien que l'hystérie ne soit pas mentionnée dans l'observation, cette névrose semble se manifester par la paraplégie soudaine qui apparaît chez la malade, et qui guérit en 30 jours.

Il nous semble que les auteurs l'ont regardée à tort comme une manifestation choréique.

Obs. 120. — Mairet. *Loc. cit.* — L'auteur rapporte 3 cas de chorée avec agitation maniaque chez des garçons de 16, 18, 19 ans.

Un seul de ces malades a ses antécédents cités. Sa mère a eu un accès d'aliénation mentale. En outre le malade est hystérique.

Obs. 121. — *Chorée, accès de manie, hallucinations.* Th. Moynier. Obs. III. — Femme de 20 ans, choréique. Elle a des accès de manie, des hallucinations, des idées tristes et bizarres.

Obs. 122. — Extrait des *Arch. de Neurologie*, 1889, t. I. Kœppen de Strasbourg, *Allg. Zeitschr. f. Psych*, XLIV, rapporte 6 cas de chorée avec agitation maniaque. Ce sont les troubles mentaux qui dominèrent par leur intensité et leur durée. La chorée n'était qu'au second plan.

Nous signalons encore des accès de manie dans nos obs. 35, 38, 41, 54, 76, 77, 80, 80.

Obs. 123. — Nous trouvons dans la thèse de Huet divers malades choréiques chroniques présentant *des idées de suicide.*

1° Dans la famille X..., dont l'histoire est rapportée par Cl. King nous voyons une des choréiques tenter deux fois de se suicider.

2° Obs. I. — Dans les antécédents d'une choréique de 10 ans, nous trouvons mentionné que son grand-père maternel choréique s'est pendu, que son oncle choréique s'est noyé, que le père de la malade choréique aussi s'est pendu.

3° Obs. XXIV. — Un homme de 61 ans, choréique depuis longtemps essaye plusieurs fois de se suicider. Toujours il en fut empêché.

Nous trouvons encore des idées de suicide chez ce choréique chronique dont l'histoire est rapportée dans l'*Encéphale*, 1888, par Klippel et F. Ducellier.

Enfin nous les mentionnons dans les obs. 34, 65, 69, 107 et 114 de notre travail.

Obs. 121. — *La démence* est indiquée dans beaucoup de cas des malades cités dans la thèse de Huet.

1° Tous les choréiques, et ils étaient au nombre de 12 de la famille X... de Cl. King ont fini par la démence.

2° 5 cas de démence chez les choréiques de la famille Waldi-Wipiler, rapportés par Hoffmann.

3° Fils idiot dans la famille Vey... de Lannois.

4° Obs. II. — Débilité intellectuelle considérable chez un homme de 33 ans, choréique depuis 4 ans.

5° Obs. XIX. — Démence chez une femme de 49 ans, choréique depuis 2 ans.

6° Obs. XXV. — Démence profonde chez une femme de 49 ans, choréique depuis longtemps.

7° Obs. XLIII. — Démence complète chez une femme de 52 ans, choréique depuis 13 ans.

8° Obs. L. — Démence chez une femme de 60 ans, choréique depuis 15 ans.

9° Obs. LIV. — Démence chez une femme de 66 ans, choréique depuis 15 ans.

Nous ajouterons les détails suivants relatifs à la malade de l'obs. 23 de la th. de Huet.

10° Guy.., Marguerite, femme W..., actuellement âgée de 56 ans. Salle Parrot, n° 11. Service de M. Joffroy, à la Salpêtrière.

L'état de cette femme s'est aggravé depuis la publication de son observation.

L'intensité des mouvements choréiques a été en augmentant jusqu'à présent. En mai 1892, à la suite d'écorchures aux pieds avec lymphangite légère elle dut s'aliter; depuis lors, elle n'a cessé de garder le lit.

9 février 1893. *État actuel.* La malade garde le lit complètement. On ne peut plus l'asseoir sur une chaise ou un fauteuil tant est grande son agitation choréique. Elle garde au lit le décubitus dorsal; ses quatre mem-

bres sont sans cesse agités de mouvements désordonnés qui ne cessent
que pendant le sommeil.

Elle ne peut donc plus se lever, marcher, manger ou boire seule. Il faut
la nourrir de substances liquides ou qui n'ont pas besoin d'être masti-
quées, car ces fonctions ne s'accomplissent que très mal chez cette malade.
Pendant le jour, la malade reste étendue dans son lit, calme. Elle rit par
moments, est prise alors de sortes de crises de rire injustifié. Quelquefois
au contraire elle est en proie à une vive agitation. Elle s'assied sur son
lit, gesticule beaucoup, fait entendre des sons inarticulés. Rien ne justifie
également ces accès désordonnés.

Le sommeil est mauvais. Pendant la nuit, elle est en proie à une vive
agitation ; elle crie, elle parle, au point de troubler le repos de la salle.
Mais on ne sait ce qu'elle dit ou veut dire. Pendant le jour, il est très rare
qu'elle parle. Cependant elle prononce des propos incohérents ou émet
des sons inarticulés. Quand elle veut parler, elle fait des efforts considé-
rables. La face devient rouge, les gesticulations augmentent et les sons
ou les mots finissent par s'échapper avec difficulté.

La malade ne manifeste aucun besoin : ni celui de manger, ni celui de
boire. Elle n'a pas d'eschares. Elle doit être maintenue dans son lit au
moyen de planches capitonnées.

Depuis 6 semaines, elle gâte mais ne s'en aperçoit pas. Quelquefois elle
réclame le bassin quand les fèces se sont produites. L'infirmière de la
alle surveille les garde-robes, car au moment où elles vont se produire
l'agitation de la malade augmente, ce qui éveille son attention.

État mental. La malade ne reconnaît pas l'infirmière qui la soigne. Elle
croit la voir pour la première fois. Cependant elle a bien reconnu son
mari lors de sa dernière visite, il y a un mois. Elle lui a demandé également des nouvelles de son fils. Puis, elle a tenu un langage si incohérent
que son mari s'est assis à son chevet et a lu un journal pendant toute la
durée du temps qu'il est resté auprès d'elle.

La malade ignore l'année, le mois, la date du jour, le jour dans lequel
elle vit. Elle ne sait ni son âge, ni le nom de la salle, ni la date de son
entrée à la Salpêtrière. Quand on lui demande son nom, elle articule très
mal : Marguerite Guy... Après lui avoir posé quelques questions vulgai-
res, il est impossible de fixer davantage son esprit, et impossible d'obtenir
la moindre réponse. Il semble qu'elle ait donné toute sa force intellectuelle, et alors elle répond ce qui lui passe par la tête : ce sont des mots,
des morceaux de phrases sans suite et sans aucun rapport entre eux. Puis,
quand on a laissé un peu reposer la malade, si de nouveau on la ques-
tionne on peut encore obtenir une réponse assez exacte, mais il ne faut
pas aller plus loin, car le même état que précédemment se reproduit.

Elle n'est pas méchante, ne prononce jamais de paroles grossières.

Somme toute, la malade entre peu à peu dans la démence.

11° Notre observation 100.

Nous citerons encore, bien qu'il y ait eu des lésions de l'encéphale et des méninges trouvées à l'autopsie, les 2 cas suivants : obs. 17 due à Macleod (*The Journ. of ment. sc.*, 1881), chorée généralisée se terminant par la démence.

Et le cas de Golgi (*Rivista clin. di Bologna*) : un homme de 42 ans, choréique depuis 10 ans, est mort de pneumonie. Il présentait de la démence.

Signalons enfin *les idées de persécution* chez la malade de Zacher, chez celle de Peretti qui se croyait volée par tout le monde (th. de Huet), chez la malade de l'obs. 17 de Wassitch.

Idées de satisfaction chez une autre malade de Peretti et dans les obs. 42 et 50 de la th. de Huet.

CHAPITRE IV

État mental dans la chorée gravidique

La chorée gravidique ne diffère pas au point de vue de la motilité de la chorée ordinaire. De même, les troubles mentaux qu'on observe au cours de cette affection sont ceux que nous venons d'étudier.

C'est ainsi qu'il y a des modifications de la sensibilité morale (obs. 125 pers., obs. 28 de Wassitch et obs. 8 de Huet), des troubles de la parole (obs. 4 de Riche), des hallucinations (obs. 125 pers. et obs. 37 de Wassitch). Le sommeil est agité de rêves et de cauchemars. Des accès de manie peuvent se rencontrer (obs. 26 de Wassitch) et même la forme maniaque serait assez fréquente.

Enfin, on peut même voir la démence (obs. 36 de Wassitch).

Puis que ces troubles mentaux n'ont pas ici de caractère particulier nous ne faisons que les signaler.

Obs. 125. (Personnelle.) — *Chorée avec modifications du caractère, des sentiments affectifs, de la mémoire. Hallucinations de la vue. Grossesse.* — Lois..., Anna, 20 ans, ménagère, entrée le 10 août 1892, salle Barth, n° 5, service de M. le Dr Joffroy, à la Salpêtrière.

A. H. Le père de la malade, pas rhumatisant, est alcoolique.

Grand-père paternel, mort par accident.

Grand'mère paternelle, rien à noter.

La mère de la malade, est hystérique, pas rhumatisante.

Grand'mère maternelle, était un peu nerveuse, a eu des douleurs rhumatoïdes. *Grand-père maternel* mort d'une tumeur (?). *Tante bisaïeule* a eu la chorée.

A. P. Pas de maladies spéciales dans son enfance. Réglée à 11 ans 1/2. L'a toujours été régulièrement.

Rhumatisme articulaire à 11 ans.

1re atteinte de chorée à 9 ans 1/2, qui a duré 4 à 5 mois.

2e atteinte, à la suite de son rhumatisme. Durée 3 à 4 mois.

3e atteinte, en 1891. Durée 3 ou 4 mois. La malade était enceinte pour la 1re fois. Accouchement d'un enfant mort-né.

4e atteinte, présentement, depuis 2 mois. Jusqu'ici la menstruation était régulière. Elle est supprimée depuis 2 mois par suite d'une grossesse probable et la chorée réapparaît.

Jamais cette femme n'a eu de crises de nerfs. Elle ne présente pas maintenant de stigmates hystériques.

Son caractère a toujours été un peu vif, mais sans exagération.

État mental. — Se modifie au moment de la seconde récidive de sa chorée. Elle est devenue très irritable, riant ou pleurant sans motif sérieux.

A la 3e récidive, son caractère change encore, mais il devient plus désagréable que précédemment.

Présentement, son caractère a subi des modifications plus profondes encore que les 2 autres fois.

En outre, elle est devenue méchante, battant son mari sans cause ou pour le plus futile motif. Elle le regrettait d'ailleurs beaucoup. Son émotivité s'est notablement accrue.

La malade est très affirmative pour déclarer que cette perversion de sa sensibilité morale débutait avec la chorée, augmentait avec elle, diminuait et cessait avec les désordres moteurs.

Jusqu'à présent il n'y a pas à mentionner de troubles de l'intelligence, de la mémoire, de la parole.

Hallucinations de la vue. — Sont apparues lors de la 3e rechute. Actuellement, elles font défaut.

Le soir, quand la malade voulait s'endormir, elle voyait aux pieds de son lit des femmes qu'elle ne reconnaissait pas et qui voulaient 'emporter.

Ces femmes avaient des physionomies terribles qui l'effrayaient beaucoup, aussi appelait-elle son mari qui ne devait pas la quitter.

Elle voyait encore, un petit bossu s'approcher de son lit et chercher à la tirer par les pieds.

État actuel. — Son caractère est vif, emporté, elle pleure ou rit sans cause. Elle s'irrite, se fâche pour le moindre sujet.

Sa mémoire s'est affaiblie. Quand elle sortait pour faire ses courses, elle oubliait ses commissions, les faisait mal ou même ignorait complètement pour quel motif elle était descendue dans la rue. Elle égare facilement les objets les plus usuels de son ménage.

Elle n'a pas d'hallucinations, mais elle rêve beaucoup. Ses rêves sont pénibles, l'empêchent de dormir, la réveillent en sursaut. Elle pousse des cris, pendant la nuit, qui éveillent ses voisines de la salle, et qui attestent qu'elle a peur.

Cette malade a quitté le service fin août, son état était resté sensiblement le même.

CHAPITRE V

Marche. — Durée. — Terminaison.

Nous répéterons encore une fois que la chorée peut évoluer sans présenter aucun trouble psychique.

Quand le désordre mental existe, il a une marche variable. Assez souvent les symptômes psychiques précèdent la chorée, et quand il s'agit de chorée aiguë, ils peuvent lui former une période prodromique d'une certaine importance diagnostique.

Ils peuvent n'apparaître qu'avec les désordres moteurs, marcher de pair, ne se manifester que pendant leur durée ou quand ils cesseront, et enfin plus ou moins longtemps après que la motilité sera redevenue normale.

Si l'état mental a précédé l'apparition de la chorée, à son début, il peut s'amender ; ce n'est pas la règle, bien au contraire, il s'exagère plutôt et son intensité suit celle du désordre musculaire. Quand ce dernier augmente, il s'aggrave, quand il cesse il tend à disparaître.

L'évolution est le plus souvent progressive, atteignant une phase d'acmé, pour décroître ensuite lentement. Une marche aussi régulière ne s'observe pas toujours. Le malade peut d'emblée présenter un état mental sérieux compliqué ou non de désordres psychiques d'importance différente. Leur intensité peut n'affecter aucune relation avec celle de la motilité. Tel choréique léger aura des troubles mentaux sérieux, tel autre atteint d'une chorée grave n'en présentera pas ou ceux qu'il aura seront fort peu accusés. Cependant on peut dire que c'est surtout dans les chorées graves qu'on rencontre plus généralement des troubles mentaux très accusés.

La durée varie. Ordinairement les troubles mentaux sont passagers. Provoqués par la chorée ils cessent avec elle et disparaissent quand son évolution est achevée. Toutefois, Trousseau pensait que la débilité intellectuelle pouvait survivre encore assez longtemps à la

chorée disparue. Pour M. Cadet de Gassicourt, les troubles mentaux ne deviendraient jamais chroniques, sauf s'il ne s'agissait pas de
chorée pure.

Il y a lieu, pensons-nous, de faire des distinctions. S'il ne s'agit
que de modifications de la sensibilité morale, elles disparaîtront
ordinairement assez vite, si la sphère intellectuelle a été principa-
lement touchée, le retour à l'état normal peut être de plus longue
durée. Quand enfin, il y a eu des hallucinations, du délire, etc., ce
qui forme la symptomatologie de la folie choréique, l'état mental peut
revenir plus difficilement encore à la normale. Il n'est pas rare de voir
certains troubles légers persister chez les malades. Ils discernent mal
le vrai du faux et sans ajouter foi à tout ce qui s'est passé durant
l'affection ils attachent cependant une certaine croyance aux faits
antérieurs, d'où leur méfiance. C'est ce qui se passe chez la malade
de notre observation 93. En tout cas, il reste quelquefois une certaine
susceptibilité nerveuse et morale, une certaine naïveté et irritabilité.

Si donc, la guérison est de règle générale pour la chorée aiguë,
qui guérit sans laisser de traces (J. Simon), quand il s'agit de
chorée chronique il n'en est plus de même. Nous avons vu que la
démence peut arriver progressivement et être définitive. Si elle est
rare dans la chorée aiguë, sa fréquence plus grande dans la chorée
chronique montre bien que dans cette forme, l'état mental peut ne
plus reprendre son équilibre primitif.

CHAPITRE VI

Pronostic.

Nous avons déjà fait la remarque que souvent la mort survenait dans les chorées aiguës, où l'on observait un délire intense ou un violent accès de manie ; mais ce n'est pas là un résultat constant.

Quand la mort ne survient pas, le pronostic, au point de vue mental, sera presque toujours bénin dans la chorée aiguë, puisque la disparition des troubles psychiques est si fréquente. Dans la chorée chronique, la possibilité d'une déchéance morale complète vient l'assombrir. Mais ce ne sont ni la durée, ni l'intensité de la chorée qui peuvent l'influencer. Ce qui prime tout, c'est la connaissance des antécédents héréditaires et des antécédents personnels du malade.

D'une part, s'il n'a présenté jusqu'alors aucun phénomène morbide de cet ordre, si d'autre part, ainsi que nous le verrons, il n'a pas une tare héréditaire trop lourde, les complications mentales qu'il aura présentées au cours de sa chorée n'auront pas pour l'avenir une influence particulièrement fâcheuse.

Au contraire, s'il a déjà manifesté en d'autres circonstances des troubles cérébraux, c'est que chez lui l'hérédité a créé un terrain plus favorable et le malade se trouve dans les meilleures conditions pour entrer dans la dégradation mentale.

Il ne faudrait pas cependant se hâter trop de conclure favorablement, même s'il ne s'agit que de chorée aiguë. On a vu des enfants arriérés cesser de se développer à la suite de leur chorée (Digoy). Au point de vue de la scolarité, le professeur Brouardel cite des collégiens atteints de chorée avec troubles mentaux qui n'ont pu reprendre ensuite, même après guérison de leur chorée, le rang qu'ils occupaient avant dans leur classe. « Ce ne sont pas des idiots, dit-il, mais leur « intelligence est quelquefois tellement débile qu'ils oublient la lec-

« ture, l'écriture, et ne peuvent arriver à les rapprendre. » M. Descroizilles montre également que certains malades ne conservent presque rien de ce qu'ils avaient appris antérieurement. Ils doivent recommencer intégralement leur instruction. Ces considérations ont donc leur importance dans la chorée de l'enfant et de l'adolescent. Les auteurs s'accordent à dire que les modifications survenant dans la sphère psychique seraient plus profondes et plus tenaces chez l'adulte que chez l'enfant.

Envisageant la question à un point de vue plus élevé, nous croyons pouvoir dire que le pronostic est toujours sérieux. Le fait qu'un choréique présente des troubles mentaux, même les moins accusés, révèle chez lui une prédisposition grâce à laquelle son état mental mal équilibré saisit toute occasion de manifester son défaut de pondération C'est donc un signe de dégénérescence.

TROISIÈME PARTIE

CHAPITRE PREMIER

RAPPORTS DE LA CHORÉE AVEC L'HYSTÉRIE, L'ÉPILEPSIE TE LA DÉGÉNÉRESCENCE

Rapports de la chorée avec l'hystérie.

Considérons le tableau ci-dessous :

I. — CHORÉE AIGUE

Hystérie antérieure à la chorée	Marcé..	1 cas.
	Digoy..	1 —
	Bonnaud...	10 —
	Hannequin...	1 —
	Wassitch..	3 —
	Nos obs. 64. Pr Brouardel........................	1 —
	— 80. Ritti....................................	1 —
	— 80. Duchesne................................	1 —
	— 87. Ollivier................................	1 —
	— 91. Thore...................................	1 —
	Total.........	**21 cas.**
Hystérie développée après la chorée	Digoy..	2 cas.
	Marcé...	3 —
	Wassitch..	2 —
	Total.........	**7 cas.**
Hystérie paraît suscitée par la chorée	Wassitch..	1 cas.
	Toché................. 2 cas. { Obs. de M. Joffroy. / Obs. de M. Séglas.	
	Notre obs. 17.	
	Total :	**4 cas.**
Hystérie et chorée combinées	Bonnaud...	1 cas.
	Marcé...	1 —
	Wassitch..	1 —
	Obs. 115. Henoch..................................	1 —
	— 110. Souza-Leite...............................	1 —
	M. Charcot..	1 —
	Total..........	**6 cas.**

II. — Chorée chronique

Digoy	1 cas.	Hystérie antérieure à la chorée.
Huet.........	2 cas.	Hystérie antérieure à la chorée. Hystérie après la chorée.

Il nous serait facile de multiplier les exemples, mais ceux-ci suffisent à montrer qu'un grand nombre de choréiques sont des hystériques. Marcé l'a vu 8 fois sur 12 et M. Séglas, dans son mémoire sur l'état mental dans les chorées, attire l'attention sur ce fait.

Et il ne s'agit point évidemment ici de chorée hystérique, c'est onjo urs de chorée arythmique, de la chorée de Sydenham que nous parlons.

Ou bien la chorée apparaît chez des sujets manifestement hystériques de par leurs antécédents personnels, et c'est le plus grand nombre (23 cas), ou bien l'hystérie n'apparaît qu'ultérieurement chez les sujets atteints de chorée (7 cas), enfin la chorée paraît quelquefois faire éclater l'hystérie restée latente jusque-là (4 cas). Ainsi, dans notre obs. 17 nous voyons l'enfant avoir des accès de somnambulisme au cours de sa chorée. Nous pouvons voir encore les deux névroses coïncider, entremêler leurs symptômes et donner lieu à un ensemble de troubles où se mélangent les manifestations hystériques et choréiques (6 cas). C'est ce qui se passait chez la malade de l'obs. 10 de Marcé, « les accès convulsifs offrant un singulier mélange de chorée « et d'hystérie ». Ce n'est point une forme choréique de l'hystérie, car M. Charcot l'a dit, « il n'y a pas fusion, mélange des deux né- « vroses, il s'agit purement d'une combinaison, d'une superposi- « tion ».

Pour s'affirmer, l'hystérie n'a pas toujours besoin de se manifester par de grandes ou petites crises avec sensation de boule, troubles caractéristiques de la sensibilité, etc. Souvent, les choréiques sont des malades n'ayant jusqu'alors présenté aucun symptôme apparent de la grande névrose et qui sont cependant porteurs de quelques stigmates hystériques. Mais jusqu'au moment de leur chorée, ils ont pu ne présenter aucun trouble nerveux autre que cette affection qui les soumet à l'examen médical, et c'est alors qu'on trouve chez eux des signes certains d'une hystérie qui pourra d'ailleurs se confirmer ensuite par ses symptômes caractéristiques.

Nous le voyons par exemple dans l'obs. 37 de Wassitch. C'est ainsi que nous trouvons l'ovarie fréquemment : Obs. 1 de Bonnaud; obs. 1 de Toché, ovarie droite, nos obs. personnelles : 17, ovarie droite ; 21, ovarie double ; 22, ovarie double ; 23, ovarie gauche ; 42, ovarie droite.

En 1886, M. Marie a attiré l'attention sur ce symptôme dans un mémoire spécial. Il l'a rencontrée 24 fois sur 33 malades, 10 fois à droite, 10 fois à gauche et 4 fois double. Elle existe non seulement chez la femme, mais encore chez l'homme, car cet observateur a pu la provoquer chez un garçon par la pression de la fosse iliaque, comme cela se passe chez les filles. M. Ch. Féré l'a notée 2 fois, M. Séglas dans les 3/4 environ des cas.

Nous sera-t-il permis de rapprocher des symptômes de l'hystérie certaines autres manifestations physiques de la chorée ? Les troubles de la sensibilité par exemple : la rachialgie signalée par Dufossé, Stiebel, G. Sée ; la douleur à la pression de la partie postérieure et inférieure du crâne (Serres, Lisfranc, Blache, Grisolle) ; la sensibilité à la pression des apophyses épineuses (Bouhin, Triboulet, Perrigault, Rousse, Mohamed-Saïd, Rosenbach, Seifert) ; et ces troubles de sensibilité générale tels que l'anesthésie rencontrée 6 fois sur 90, par M. Comby (même l'anesthésie pharyngée signalée par le même auteur) ; l'analgésie (Sandras) ; l'hyperesthésie rare, pour M. Joffroy ; l'hyperalgésie. Qu'ils soient irrégulièrement distribués à la surface du corps, qu'ils affectent plus volontiers une moitié du corps et de préférence la droite, ou qu'ils frappent enfin les deux côtés à la fois. Ajoutons encore, la céphalée signalée par M. Charcot et bien décrite par Keller : les troubles trophiques dont parlent Escherich et Möbius, et enfin les arthropathies signalées par M. Joffroy dans la thèse de Saric, un de ses élèves.

Nous ferons une remarque importante. Dans nombre d'observations relatées il n'est pas fait mention de l'hystérie, soit qu'elle n'ait pas été recherchée, soit que l'âge des malades n'ait pas permis d'en relever les traces. Ce qui paraît certain, ainsi que le dit M. Joffroy dans une de ses dernières cliniques, c'est que les hystériques paient un plus large tribut à la chorée de l'enfance, à la chorée de la puberté et à la chorée gravidique.

S'il y a une si grande attraction entre les symptômes physiques de la chorée et ceux de l'hystérie, pouvons-nous la retrouver encore dans la sphère mentale ?

Le caractère des hystériques est très mobile, très changeant : ce sont des malades tantôt gais, expansifs, tantôt émotifs, tristes, sombres, mélancoliques. Ils ont des crises de rires et de larmes injustifiées. Leurs facultés affectives sont diminuées.

Dans la sphère intellectuelle, les troubles de l'intelligence (diminution, abolition), ceux de l'attention, de la mémoire, se rencontrent assez souvent.

Leur sommeil est interrompu de cauchemars, de rêves pénibles qui occasionnent des réveils en sursaut. Il y a des terreurs nocturnes.

Les hallucinations, surtout celles de la vue, sont fréquentes, elles sont de nature triste, terrifiantes, hypnagogiques. La zoopsie prédomine. Il y a encore, plus rarement, des hallucinations des autres sens.

A un degré plus avancé, il y a la folie hystérique se caractérisant par le délire, les accès de manie, la mélancolie, les idées de suicide.

Cette énumération rapide nous permet donc de mettre en parallèle les troubles psychiques de la chorée et ceux de l'hystérie. Est-ce à dire que l'état mental des choréiques hystériques ne soit qu'une manifestation de cette grande névrose ? Non certes, mais nous verrons dans un prochain chapitre ce qu'il faut en penser.

Remarquons, en finissant cette étude comparative des deux affections, la rareté de la coexistence de la chorée chronique et de l'hystérie. Mais en revanche, si l'hystérie n'est pas rare avec la chorée aiguë, l'épilepsie se rencontre fréquemment avec la chorée chronique.

CHAPITRE II

Rapports de la chorée avec l'épilepsie.

Nous empruntons à l'excellente thèse de Huet la plupart des détails qui suivent. Ils montreront bien les rapports intimes de la chorée chronique avec l'épilepsie. Mais si c'est surtout dans la chorée chronique, et surtout dans la chorée de Huntington que se rencontre l'épilepsie, il est juste de noter qu'on l'observe aussi dans la chorée de Sydenham, soit dans la famille du malade, soit chez le malade lui-même.

Un malade de la 3ᵉ génération de la famille de Huber présente de l'épilepsie. De même une femme, de la 3ᵉ génération de la famille de Hoffmann est épileptique à 3 ans et choréique chronique à partir de l'âge de 10 ans. Dans l'obs. 1 de Huet, la chorée existe du côté maternel et l'épilepsie du côté paternel. Un autre malade de Hoffmann devient épileptique quelques années après le début de sa chorée, tandis que sa mère et deux sœurs ne sont pas choréiques mais deviennent tardivement épileptiques. Le malade de l'obs. 12, choréique à 10 ans, puis épileptique à 50 ans, a deux sœurs épileptiques de même que sa mère. L'épilepsie précède de deux ans l'apparition de la chorée chez le malade de l'obs. 13. Dans l'obs. 15, la mère, choréique chronique et épileptique, engendre deux chorées chroniques. Enfin, chez la malade de l'obs. 19 l'épilepsie apparaît immédiatement après celle de la chorée chronique.

On voit que cette épilepsie est tardive et arrive généralement avant la chorée.

Quoique plus rarement, l'épilepsie se rencontre aussi quelquefois dans la chorée aiguë. Gowers signale le fait en citant des exemples. Nous avons nous-mêmes trouvé quelques cas que nous citons. Dans une obs. de Riche, le père de la malade, atteinte de chorée, est épileptique. Le père du malade de l'obs. 4 de Saric était épileptique.

Parmi les observations citées dans notre mémoire nous voyons : que la sœur de la malade (obs. 54) est épileptique, que deux frères de la malade (obs. 93) sont morts après avoir présenté des accès épileptiques et qu'enfin la mère de la malade (de l'obs. 102) est également épileptique.

L'épilepsie, outre qu'elle se rencontre chez les ascendants des choréiques, peut aussi coexister chez les malades eux-mêmes et le fait est particulièrement fréquent dans la chorée de Hautington. Tel est aussi le cas de la malade (obs. 10) de Bonnaud. Nous ajouterons l'exemple suivant :

Obs. 126. — *Epilepsie et chorée* Villard: *Soc. de Biologie*, 1868, p. 149. (Résumé.) Arg... 10 ans. Entrée à la Salpêtrière il y a 3 ans dans le service de Baillarger.

A. H. Père épileptique et tuberculeux.

Mère bien portante. Un frère, une sœur, chétifs ont une mauvaise santé.

A. P. A 8 mois convulsions.

A l'âge de 7 ans, on la trouve seule dans la rue ayant quitté sa famille depuis plusieurs jours. Elle est amenée à l'hospice.

On constate qu'elle est atteinte de chorée avec épilepsie et idiotie. Depuis 2 ans, elle ne parle pas, pousse des cris par moments.

Elle meurt subitement dans une attaque épileptique et à l'autopsie on trouve des lésions cérébrales méningées. Il y a deux ans, d'ailleurs, la malade avait présenté des symptômes de méningo-encéphalite et depuis l'épilepsie etait apparue.

Réflexions. — Bien que le cas ne fût pas probant, à cause des lésions signalées, nous avons cru cependant pouvoir le rapporter.

CHAPITRE III

Rapports de la chorée avec la dégénérescence.

Après avoir achevé l'étude et la description des symptômes qui constituent l'état mental observé au cours de la chorée, cherchons à les
interpréter et à en découvrir la cause et la nature. N'est point choréique qui veut, dirons-nous de suite.

Cette névrose, comme toutes les autres d'ailleurs, n'éclot que chez
les sujets prédisposés héréditairement. Elle évolue, dit Gray, surtout
chez les enfants que le public qualifie de nerveux, et ce nervosisme,
Moreau, de Tours, le rattache franchement à l'hérédité.

Pour M. Joffroy, la chorée ne survient que chez des dégénérés et
il est nécessaire qu'il y ait une tare héréditaire du système nerveux
moteur pour qu'à un moment donné la chorée, sous l'influence de
diverses causes déterminantes, puisse se développer. Ce ne seront
donc, ni la peur, ni les émotions violentes, ni les troubles de menstruation, ni la puberté, ni le rhumatisme enfin, qui l'engendreront. Ce
ne sont là que des causes occasionnelles qui la provoquent et cela, parce
que le sujet est un dégénéré moteur. Il est facile de s'en convaincre,
en lisant les renseignements recueillis sur les malades. Dans nos cas
personnels, les antécédents ont été recherchés avec tout le soin
possible. Beaucoup d'observations, trouvées dans la littérature médicale et que nous avons rapportées, n'en font pas mention. Il y a là une
lacune tenant à ce que leurs auteurs, n'ayant pas en vue la question.
n'ont pas pris le soin de les noter ou de les demander, ou bien la difficulté qu'on rencontre toujours en pareille matière n'a pu être évitée.
On sait, en effet, avec quelle peine on obtient les commémoratifs des
malades. Ou bien ils sont ignorés, ou bien et surtout ils sont cachés
avec soin. Il semble, au malade lui-même, à sa famille, qu'il y ait
une certaine honte, une certaine humiliation à compter au nombre de
ses ancêtres ou de ses proches un membre atteint d'une tare mentale.

Pour la facilité de l'étude, nous reproduisons sous forme de tableau,
les antécédents de famille des choréiques que nous avons recueillis
nous-même ou relevés dans quelques auteurs. Il s'agit d'abord de la
chorée aiguë ; nous avons déjà étudié les rapports de la chorée
avec l'hystérie et l'épilepsie.

Chorée aiguë.

L'alcoolisme a été trouvé chez :	*Hystérie a été trouvée chez :*	*Chorée dans la famille chez :*	*Convulsions observées chez :*
Obs. I. Pigelet. Le père.	Obs. VII. Marcé. La mère.	Obs. I. Toché. Un frère de la malade.	Obs. X. Marcé. Sœur de la malade morte dans les C.
Obs. XVII. Wassitch. —	Obs. XXVII. Wassitch. —	Obs. XII. Bonnaud. La mère.	Obs. VIII. Bonnaud. Sœur.
Obs. I, XV, XVII. Saric. —	Obs. XI. Saric. —	Obs. XXVIII. Wassitch. Sœur de malade.	
		Obs. XIII. Saric. Oncle maternel.	
et dans nos cas cités :	et parmi nos obs. :	Parmi nos obs. :	Parmi nos obs. :
Obs. 7. Le père.	Obs. 5. La mère.	Obs. 5. Sœur du malade.	Obs. 7. 2 frères morts dans les C.
— 8. —	— 6. —	— 16. { Mère / Frère } de la malade.	— 23. 1 frère, paralysé depuis.
— 11. —	— 7. Grand'mère maternelle.	— 20. Mère.	— 39. 2 tantes, 1 oncle paternels morts dans les C.
— 17. —	— 18. Tante paternelle.	— 44. Mère pendant la grossesse de la malade.	— 41. 8 frères ou sœurs morts dans les C.
— 19. { Grand-père maternel. / Le père.	— 19. { Grand'mère maternelle. / Mère.	— 117. Sœur.	— 42. 6 frères ou sœurs morts dans les C., 4 autres ont eu des C.
— 20. Grand-père maternel.	— 20. La mère.	— 125. Tante bisaïeule.	— 43. 1 frère mort dans les C.
— 21. Le père.	— 39. —		— 44. — —
— 39. —	— 40. —		— 48. — —
— 41. —	— 43. —		— 51. 1 sœur morte dans les C.
— 42. —	— 69. —		
— 46. —	— 74. Un oncle.		
— 49. —	— 93. Sœur de la malade.		
— 50. —	— 125. La mère.		
— 73. { Grand-père maternel. / Le père.			
— 74. { Oncle. / Père.			
— 75. Le père.			
— 93. { Grand-père paternel. / Père.			
— 119. { Les grands-parents paternels. / Le père.			
— 125. Le père.			
Total : 24 fois.	Total : 16 fois.	6 cas d'hérédité similaire.	Total : 11 fois.

Rhumatisme chez :	*Manifestations cérébrales :*	*Aliénation mentale :*	*Migraine, névralgies. :*
Obs. I. Pigelet. Le père.	Obs. VIII. Pigelet. 2 frères morts broncho-pneum. avec Tr. cérébraux.	Obs. V. Digoy. Tante aliénée.	Obs. VI. Marcé. Mère.
Obs. III. Pigelet. La mère.	Parmi nos obs. :	Obs. VI. Digoy. Oncle et tante ont dérangement céréb.	Obs. II. Pigelet. Mère.
Obs. IV. Pigelet. Le père.	Obs. 2. Père mort de cong. céréb. 1 frère mort de méningite.		Obs. V. Pigelet. Père.
Obs. VI. Pigelet. La mère.	— 5. 1 frère mort de méningite.	Parmi nos obs. :	
Obs. III. Sarie. Le père.	— 7. 1 frère mort de coqueluche.	Obs. 24. 2 Tantes mat. aliénées.	Parmi nos obs. :
Parmi nos obs. :	— 9. Gr.-parents mat. morts d'apoplexie cérébrale.	— 39. 1 Tante pat. idiote.	Obs. 3. Mère.
Obs. 2. { Père. Mère.	— 17. 1 frère mort de méningite.	— 62. Le père a des accès de lypémanie, idées desuicide.	— 4. —
Obs. 3. Mère.	— 18. Père mort de congestion céréb.	— 75. Mère morte aliénée.	— 7. —
— 6. grand'mère maternelle.	— 21. Gr.-père mat. mort de ramollissement céréb.	— 93. Bisaïeule mat. { Démence. Gr.-mère mat. {	Obs. 11 { Père. Frère de la malade.
— 12. Mère.	— 24. Gr.-mère mat. morte d'apoplexie céréb.	Le père est original.	— 44 Mère.
— 13. —	— 26. 2 frères morts de méningite.	— 102. Oncle aliéné.	— 54. —
— 14. —	— 45. id.	— 109 Mère atteinte de mélancolie avec mutisme. Un frère de la malade, id.	— 81. —
— 15. —	— 63. 1 frère paralysé.	— 117. Cousine germaine aliénée.	Total : 10 fois.
— 16. —	— 70. Père mort hémiplégique.		
— 22. Rhum. chron. chez les grands-parents.	Total : 10 fois.		*Goutte.*
— 46. Mère.			
— 50. { Père. 3 tantes paternelles.			
— 51. Père.			
— 69. { Père. Mère.			
— 72. Mère.			
Total : 19 fois.		Total : 10 fois.	Obs. IV. Riche. Tante paternelle.

Il nous est facile d'en tirer quelques remarques. D'abord, si l'alcoolisme est mentionné si souvent et surtout dans la ligne paternelle, ce n'est point qu'il manque chez la femme. Mais il est plus difficile à dépister chez elle et surtout à faire avouer. Si d'etre alcoolique c'est déjà le plus souvent un stigmate de dégénérescence, il n'est donc pas surprenant de trouver si souvent des alcooliques dans les familles des choréiques (Joffroy). Nous voyons ensuite que l'hérédité similaire dans la chorée aiguë est assez rare, puisque nous n'en citons que 6 exemples. Dans la chorée chronique au contraire elle prime tout. Les cas cités dans la thèse de Huet permettent de nous en convaincre facilement. Ce sont tout d'abord les familles de **King, Huber, Hoffmann, Lannois, Klippel et Ducellier, Ewald, Peretti, Zacher** ; puis les observations 1, 2, 3, 15, 17, 18, 20, 21, 22 du mémoire. Enfin, ce tableau nous montre chez les choréiques une hérédité plus ou moins chargée. Elle le serait davantage dans la chorée avec troubles psychiques. La tare vient tantôt du côté maternel seul, ce qui est moins frequent, tantôt du côte paternel, ou mieux des deux côtés à la fois. Et depuis les convulsions de l'enfance jusqu'à, et y compris, l'aliénation mentale, nous pouvons voir tous les degrés de l'hérédité familiale. Il ne faudrait pas croire que ces influences héréditaires ne s'exercent que sur la chorée aiguë. On les retrouve, et les mêmes, dans la chorée chronique, mais elles ne sont qu'au second plan, tant l'hérédité similaire s'impose.

C'est donc l'heredité seule, cause primordiale de l'aliénation mentale chez l'enfant (Moreau de Tours) et qui prédispose à tout état névropathique, qui cause la chorée.

Celle-ci manifeste d'abord par elle-même (car il faut être dégénéré pour être choréique) et aussi par le déséquilibre mental plus ou moins accusé qui l'accompagne, cette tare dont est atteint le sujet. Et d'ailleurs, cette tare apparait souvent dès le jeune âge : beaucoup de nos malades ont marché et parlé tard ; ils ont eu des convulsions soit au moment de phénomènes purement physiologiques (la première dentition par exemple), soit au cours de maladies plus ou moins graves. Leur première dentition s'est effectuée tardivement. Qu'une affection fébrile ait envahi leur organisme, de suite ils ont eu des troubles cérébraux. Et souvent, quand les phénomènes nerveux apparaissaient ils dominaient la scène. Leurs facultés intellectuelles se développaient avec difficulté. Ils n'ont pu apprendre à lire ou à écrire, ou s'ils y sont parvenus c'est au prix de grands efforts (cas de Wassitch, observation 17, et cas personnel : malade du service de M. Joffroy atteinte de chorée chronique, après avoir eu une chorée aiguë guérie dans son enfance, qui ne sait point lire et ne peut même pas signer son nom).

Bref, ils ont tous une grande prédisposition pour toutes les manifestations de leur tare nerveuse.

A l'appui de ce que nous venons de dire nous résumons, encore sous forme de tableau, les antécédents personnels de nos choréiques ; dans l'observation 2 de la thèse de Bonnaud nous trouvons cités des stigmates de dégénérescence physique chez un choréique : il avait un double pied bot varus et de la syndactylie.

Antécédents personnels de malades atteints de chorée.

Malades qui ont marché tard :	*Convulsions*	*Rhumatisme :*	*Troubles cérébraux apparus avant la chorée.*
Obs. 8. à 15 mois.	Obs. X de Marcé.	1 malade de Riche.	Obs. V. Marcé. F. typhoïde avec troubles cérébraux.
— 11. à 16 mois.	— I. Toché.	Obs. V.	Obs. IX. Marcé. Enfant très colérique Pendant les accès de colère il frappe et crie.
— 12. à 12 mois.	— XI. Pigelet.	— VI.	Obs. X. Marcé. F. typhoïde avec troubles cérébraux.
— 19. à 14 mois.	— II. Wassitch.	— VIII. } Pigelet avec comp. cérébrale.	Obs. XVII. Wassitch. L'enfant était une très mauvaise élève à l'école.
— 20. à 14 mois.	— XV. *id.*	— XIX.	Obs. XXXVII. Wassitch. A 7 ans fièvre typhoïde suivie d'aliénation mentale qui dure 18 mois.
— 21. à 1 an.	Parmi nos observations :	— XXVIII. } Wassitch. Avec troub. cérébr. et idées de suicide.	Parmi nos observations :
— 24. à 2 ans 1/2.	Obs. 24. Convuls. et strab. à la suite.	— XXXVII.	Obs. 40. Migraine et névralgies.
— 25. à 11 mois.	Obs. 39. —	— I. Saric.	Obs. 73. fièv. typhoïde / variole } av. délire.
— 39. à 14 mois.	— 41. Convulsions.	Parmi nos observations :	Obs. 119. Pleurésie avec délire.
— 40. à 17 mois.	— 42. —	Obs. 15.	
— 41. à 3 ans.	— 54. —	— 16.	
— 42. à 1 an.	— 67. —	— 119.	
— 43. à 16 mois.	— 73. —	— 125.	
— 44. à 13 mois.	— 117. —		
— 50. à 14 mois.			
— 73. à 13 mois.			

Quand arrive la puberté, moment où s'accomplissent de grandes modifications dans l'organisme humain (Moreau de Tours), les sujets sains la franchissent pour ainsi dire sans s'en douter, les sujets tarés au contraire réagissent alors à leur façon. Ne pourrait-on les ranger au nombre « des cérébraux » de Lasègue ?

Si la chorée est la manifestation de cette réaction, elle évolue avec des symptômes moteurs plus ou moins accusés et se complique ou non de troubles psychiques sérieux ou non. Est-ce à dire que ce soit cette chorée qui engendre ces derniers ? Assurément non. Ils se manifestent à son propos, s'y surajoutent et la compliquent.

Tout malade choréique qui a présenté, au cours de sa chorée, des troubles mentaux, quels qu'ils soient, est un malade chez lequel des accidents de même nature pourront se renouveler dans tout autre circonstance : que ce soit à propos d'une maladie fébrile, que ce soit à propos de certains actes physiologiques, évolution dentaire, puberté, menstruation, grossesse, accouchement. Nous le voyons dans le tableau ci-dessus.

Quand nous avons trouvé réunies les deux névroses, hystérie et chorée, nous ne pensons pas cependant qu'on puisse nous faire le reproche d'avoir décrit, dans ces cas, un état mental autre que celui que nous avions en vue. Nous croyons que nos malades avaient alors ou une tare plus chargée, ou, p ur ainsi dire, une double manifestation de leur hérédité. Ces deux névroses n'ont-elles pas encore de commun leur pathogénie ? pour être hytérique ne faut-il pas être dégénéré ? C'est pourquoi les deux affections ont tant de points de contact et de ressemblance dans la sphère mentale. Nous l'avons indiqué plus haut.

Étant donnés, des modifications de la sensibilité morale, des troubles intellectuels, des hallucinations, du délire, des accès de manie ou d'aliénation mentale, existant seuls, nous serait-il possible de reconnaître leur nature choréique ? Le diagnostic de la chorée pourrait-il être porté par le fait de leur seule présence ? Ici encore, réponse négative.

Nous ne pouvons dire que la chorée leur imprime un cachet si particulier, qu'elle crée un type mental dont l'existence seule chez un malade puisse y faire songer. Toutes les modifications psychiques que nous avons décrites ne lui sont pas spéciales, puisque beaucoup se rencontrent dans l'hystérie également, ou s'observent quand apparaissent d'autres maladies fébriles, et que toutes se trouvent classées dans les affections ressortissant à la pathologie mentale.

<table>
<tr><td>B.</td><td></td><td>7.</td></tr>
</table>

Qu'est-ce donc que cet état mental ?

Ce n'est que la manifestation extérieure d'une hérédité mentale plus ou moins lourde, de même que la chorée est déjà par elle-même une preuve de la dégénérescence motrice ; et la chorée n'est qu'une cause provocatrice de ces accidents mentaux (Kraft-Ebing). Les observations citées par le D' Ch. Féré dans sa « famille névropathique », les tableaux de la thèse de M. Déjerine viennent à l'appui de notre dire. Il n'y a donc pas de folie choréique pubérale comme le veut M. Mairet, de folie choréique rhumatismale comme le prétendent Thore et Wiglesworth. Puberté et rhumatisme ne sont ici qu'une cause occasionnelle n'ayant d'action sur les malades que parce que la dégénérescence héréditaire les rend aptes à faire une chorée, à faire une folie choréique. A propos du rhumatisme, notons son absence fréquente chez nos malades ; nous l'avons cependant soigneusement recherché dans tous les cas. Il faut dire que souvent on inscrit sous la rubrique de rhumatisme des douleurs n'ayant pourtant aucune relation avec lui. Ou bien encore, on ne se donne pas la peine de préciser les renseignements donnés par les malades.

Nous ne faisons que ces remarques, n'ayant pas l'intention d'aborder la question de l'origine rhumatismale de la chorée.

M. Séglas, dans son mémoire déjà cité, ne reconnaît pas à cet état mental des choréiques, un caractère assez spécial pour qu'à lui seul il fasse reconnaître non pas seulement à quelle variété de chorée on a affaire, mais même sa nature choréique. Il en conclut que la folie choréique proprement dite, si elle existe, est un problème, et que tout trouble psychique au cours de cette névrose dépend de la tare héréditaire.

Dernièrement, M. Joffroy a exposé ses idées sur ce sujet dans une leçon faite à la Salpêtrière sur la folie choréique. La chorée est, pour lui, une affection essentiellement motrice consistant dans un trouble fonctionnel des différents systèmes de l'appareil nerveux moteur anormalement développé, et c'est ce développement anormal qui constitue la dégénérescence motrice. Pour lui donc, les choréiques sont des dégénérés. En même temps que la chorée et sous la même influence causale qui l'a déterminée, il peut se développer chez des dégénérés, des héréditaires, une série de troubles mentaux dont l'hérédité est encore la cause génératrice fondamentale.

Nous pouvons nous demander encore pourquoi certains choréiques ont des troubles mentaux et pourquoi d'autres n'en présentent pas? Ce sera toujours dans l'étude de l'hérédité que nous trouverons la réponse à cette question.

Ni la gravité, ni l'intensité de la chorée, ni l'âge, ni le sexe, n'entrent ici en jeu. Marcé le dit formellement. Il ne s'expliquait le fait que par une prédisposition, une idiosyncrasie particulière. Or, cette idiosyncrasie, c'est l'hérédité qui, peu chargée chez les uns, cause une chorée plus ou moins légère, compliquée ou non de troubles mentaux peu graves, et qui, très lourde chez les autres, donne lieu à une chorée avec troubles mentaux au contraire très sérieux. Ce sont les idées émises également par M. Séglas.

Dans sa leçon sur la folie choréique, M. Joffroy a précisé ce point de la question. La malformation congénitale du système nerveux, dit-il, peut frapper ensemble ou isolément l'appareil moteur, l'appareil intellectuel et enfin l'appareil sensitif et trophique. Si la dégénérescence n'a atteint que l'appareil nerveux moteur et a à peu près respecté l'appareil psychique, la chorée ne se compliquera, sous aucune forme, de folie choréique. D'où chez certains malades, absence de troubles mentaux avec une chorée grave, tandis que chez d'autres, avec une chorée peu intense, on observera un état psychique très accusé.

Pour résumer tout ce que nous venons de dire, nous citerons en finissant les conclusions de la leçon de M. Joffroy :

La chorée, maladie essentiellement motrice, est la manifestation de la dégénérescence de l'appareil nerveux moteur.

La folie choréique est la manifestation (à l'occasion de la chorée) de la dégénérescence de l'appareil psychique.

CONCLUSIONS

I. — La chorée est une affection caractérisée essentiellement par
des troubles moteurs. Il y a des cas de chorée (aiguë ou chronique)
qui évoluent sans troubles psychiques, le plus souvent les troubles
psychiques viennent compliquer la chorée à un degré plus ou moins
accusé.

II. — L'état mental des choréiques peut se diviser en deux groupes:
Le premier comprend ceux qui altèrent la sensibilité morale, le carac
tère, l'intelligence, l'attention, la mémoire, les sentiments affectifs ; le
second, plus grave, renferme les terreurs nocturnes, les hallucinations et la folie choréique.

III. — Par ordre de fréquence, viennent d'abord les phénomènes
du premier groupe. Ils sont tellement fréquents qu'on peut les ranger au nombre des symptômes habituels de la chorée. Les terreurs
nocturnes et les hallucinations sont assez rares et la folie choréique
est exceptionnelle.

IV. — Les hallucinations s'observent presque exclusivement le soir
au moment du sommeil. Elles peuvent se prolonger dans la nuit,
interrompre ou empêcher le sommeil. Celles de la vue prédominent,
plus rarement on observe celle de l'ouïe, du goût, de l'odorat et du
tact. Les hallucinations du sens génital sont l'exception.

V. — On peut rencontrer des troubles de la parole tenant non pas
seulement à la chorée des muscles du langage et de la phonation,
mais relevant encore des troubles mentaux.

VI. — La folie choréique peut se traduire par des accès de manie simple, de délire. de manie avec hallucinations, ou peut revêtir la forme mélancolique avec idées tristes et tendances au suicide.

VII. — La guérison de cet état mental est la règle générale dans la chorée aiguë. Provoqué par la chorée, il cesse ordinairement avec elle. Toutefois la névrose peut ouvrir la voie à la dégradation morale, à l'aliénation mentale, à la démence.

VIII. — Les phénomènes psychiques observés au cours de la chorée ne sont point engendrés par elle, ils n'en reçoivent aucun caractère spécial. Ils viennent seulement la compliquer. La chorée ne fait que les susciter et ne les crée pas.

IX. — La seule cause véritable de leur existence est l'hérédité.

X. — Il n'y a donc pas à proprement parler, de troubles mentaux choréiques. Mais il y a des troubles mentaux se manifestant plus ou moins souvent, chez des héréditaires, des dégénérés atteints de chorée.

INDEX BIBLIOGRAPHIQUE

Andral. — *Pathologie interne*, t. III, 1836.

Anstie. — *The practitioner*, 1874.

Arndt et Greifswald — *Archiv. f. Psych.*, IIIe cahier, 1868.

Audry. — *L'athétose double et les chorées chroniques de l'enfance.*

Axenfeld et Huchard. — *Traité des névroses.*

Baginski. — *Mal. des enfants.*

Ball. — Folie choréique. *France médicale*, 1886.

— *Séance méd. psych.*, 27 mai 1889.

— *Leçons sur les maladies mentales*, 1889.

Barrier (F.). — *Mal. de l'enfance*, t. II.

Baumel (L.), de Montpellier. — *Union méd.*, 1891.

Beauvais (de). — *Gaz. des hôp.*, 1874.

Berdinel. — *Gaz. méd. de Paris*, 1878.

Berkham, de Brunswick. — *Correspondenz Blatt*, 1864.

Bernt. — *Monographia chorcæ Santi Viti*, Prague, 1810.

Berthier. — Classif. et diagn. des mal. ment. *Ann. méd. psych*, 1873.

Blache. — *Dict. de méd. en 30 vol.*, t. VII, 1834.

— *Bull. de l'Acad. de méd.*, t. XXIV, 1859.

Blache et Guersant. — *Path. infantile*, 1883.

Bonnaud. — Th. doct., Lyon, 1890.

Bonnassies et Thiriol, — *Soc. médico-pratique de Paris*, 1848.

Bouchaud de Lommelet. — *Revue des mal. de l'enf.*, 1888-89.

Bouchut. — *Clinique des Enfants mal.*, 1884.

Bouillaud. — *Dict. de méd. et de chir.*, t. V, 1830.

Bourneville. — *Arch. neurologie*, t. I, 1886.

Bouteille. — *Traité de la chorée*, 1810.

Boyer (de) H.-C. — *Progrès méd.*, 1875.

Briquet. — *Journal du Progrès*, t. IV, 1859.

— *Mém. à l'Acad. de méd.*, novembre 1859.

Brouardel. — *Gaz. des hôp.*, 1874.

Cadet de Gassicourt. — *Mal. de l'enfance*, t. II, 1887.

Charcot. — *Progrès méd.*, 1878.

— *Leçons du mardi*, 1887-88, p. 252.

Charrin. — *Semaine méd.*, p. 10, 1893.

Chowne. — *The Lancet*, 1842.

Colin. — Th. doct., 1890.

Comby. — *Soc. méd. des hôp. de Paris*, 1891.

Cope (G.-P.). — *The Journ. of Ment. Sc.*, octobre 1888.

Cullen. — *Méd. pratique*, édit. Bosquillon, t. II, 1787.

Davillé. — Th. doct., 1889.

Debray. — *Journ. de méd. et chir. et pharm. de Bruxelles*, 1889.

Déjerine. — Th. agrég., 1886.

Descroizilles. — *Path. infantile*, 1891.

— *Revue gén. de clin. et thérap.*, n° 6, 1891.

Despine et Picot. — *Mal. de l'enfance.*

Dieudonné. — *Journ. de méd., chimie, pharm. de la Soc. des Sc. méd. de Bruxelles,* 1848.

Dieulafoy. — *Path. interne*, t. I, 1888.

Digoy. — Th. doct., Paris, 1890.

Duchesne. — *Gaz. des hôp.*, 1861.

Dufossé. — Th. doct., Paris, 1836.

Eichhorst — *Path. interne*, t. III, 1889.

Elliotson. — *Lancette française*, t. VII, 1833.

Féré (Ch.). — *Arch. neurologie*, 1884.

Foucherand. — Th. doct., Lyon, 1883.

Fouilhoux. — Th. doct., Lyon, 1847.

Frank (P.). — *Méd. pratique*, Paris, t. II, 1842.

Garioponto. — *De morb. causis accident. et anat.*, lib. VIII, Basil., 1536.

Gauthier (G.). — *Bull. méd.*, 1889.

Gée. — *St. Bartholomew Hosp. Report*, 1886.

Geoffroy. — *Dict. des sc. méd.*, t. V, 1813.

Gerhardt (Carl). — *Lehr. der Kinderkrankeiten*, 1874.

Gowers (W. R.). — *De l'épilepsie*, traduction de Carrier.

Grasset. — *Mal. c. syst. nerveux*, 1886.

Gray. — *Journ. of neurology*, 1889.

Grisolle. — *Path. interne.*

Guibert. — *Gaz. hebdom. des sc. méd. de Montpellier*, 1890.

Hadden (W.). — Cases of chorea. *Brain*, 1884.

Hannequin. — Th. doct., Paris, 1883.

Hammond. — *Mal. du syst. nerveux.*

Hawkes. — Un cas de chorée. *Ann. méd. psych.*, 1878.

Henoch. — *Mal. des enfants.*

Hollænder (A.). — *Jahrbuch f. Psych.*, t. VI.

Huet. — Th. doct., 1889.

Jaccoud. — *Path. int.*, t. I, 1879.

— *Leçons de clin. méd.*, 1874.

Joffroy. — *Journ. de méd. et chir. pratiques*, 1892.

— *Progrès méd.*, 1885.

— *Semaine médicale*, 1893.

— *Bulletin médical*, 1893.

Juvaux. — Th. doct., 1892.

Klippel et Ducellier. — *Encéphale*, 1888.

Kœppen, de Strasbourg. — *Allg. Zeitsch. f. Psych.*, XLIV, 4 et 5, 1889.

Lannois. — *Nosographie des chorées*, th. 1886.

Laveran et Teissier. — *Path. int.*, t. I.

Lasègue. — *Études méd.*, t. I et II.

Le Gendre. — *Union méd.*, t. II, 1885.

Lellon. — *Gaz. des hôp.*, 1861.

Lenoir. — Th. doct., Lyon, 1888.

Leven. — Th. agrég., 1869.

Mairet. — *Ann. méd. psych.*, 1889.

Marcé. — *Mém. à l'Acad. de méd.*, avril 1859.
— *Path. mentale.*

Marie. — *Progrès méd.*, 1886.

Maudsley (H.). — *Path. de l'esprit*, 1883.

Maury (Alfred). — *Ann. méd. psych.*, 1847.

Mesnet. — *Arch. de méd.*, 1856.

Meyer (L.). — *Ann. méd. psych.*, 1872.

Monneret et Fleury. — *Compendium de méd. prat.*, t. II, 1837.

Moreau, de Tours. — *La folie chez les enfants*, 1888.

Moynier. — Th. doct., Paris, 1855.

Niemeyer (de). — *Path. int.*, t. II, 1869.

Ollive. — Th. doct., Paris, 1883.

Ollivier. — *Leçons chir. sur mal. des enfants*, 1889.

Perret. — *S. clin. de l'Hôtel-Dieu de Lyon*, 1887.

Périgord. — *Journ. de la Soc. de méd. et de ph. de la Haute-Vienne*, Limoges 1890.

Périsson. — Th. doct., Bordeaux, 1891.

Pigelet. — Th. doct., Paris, 1886.

Pinel Sc.\. — *Path. cérébrale*, 1844.

Povell (Evan). — *Bull. méd.*, 1889.

Prior. — *Berliner klin. Wochens.*, 1886.

Puccinotti. — *Ann. méd. psych.*, 1845.

Quantin. — Th. doct., Paris, 1857.

Raymond. — Art. Chorée. *Dict Dechambre.*
— *Soc. méd. des hôp.*, 1890.

Régis. — *Journ. de méd. de Bordeaux*, 1890.

Requin. — *Path. int.*, t. IV, 1865.

Riche. — Th. doct., Paris, 1891.

Rilliet et Barthez. — *Mal. des enfants*, t. II, 1843.

Ritti. — *Union méd.*, 1873.

Roger (H.). — *Arch. gén. de méd.*, t. II, 1866.

Rosenthal. — *Mal. du syst. nerveux*, 1878.

Ruiz. — *Arch. gén. de méd.*, t. IV, 1834.

Sandras. — *Traité prat. des mal. nerveuses*, t. I, 1860.

Santini Giuseppe. — *The alienist and neurologist*, 1884.

Sario. — Th. doct., Paris, 1883.

Savage (G.). — *Guy's Hosp. Report*, 1877.

Schmidt (Aug.). — *Memorabilien*, XVIII, 3 Heft, 1873.

Schüle. — *Handbuch der Krank. des Nervensystems.* t. II.

Schüle (H.). — *Traité chir. des mal. mentales*, 1888.

Sée (G.). — *Mém. à l'Acad. de méd.*, t. XV, 1850.

Séglas. — *Bull. de la Soc. de méd. mentale de Belgique*, 1887.

Simon (J.). — *Bull. méd.*, 1891.
— Art. Chorée du *Dict. Jaccoud.*

Sinklair (Warthon). — *Med. Record*, 1892.

Sollier. — *Les troubles de la mémoire*, 1892.

Sottas. — *France méd.*, t. II, 1889.
Souza-Leite et Cherbuliez. — *Progrès méd.*, 1889.
Steiner. — *Ann. méd. psych.*, 1872.
— *Compendium des mal. de l'enfance*, 1880.
Strümpell (A.). — *Path. int.*, t. II, 1885.
Sturges. — *The Lancet*, 1889.
Sydenham. — *Schedula monitoria de nova febris ingressu*, 1683.
Szalkowski. — *Union méd.*, 1850.
Thore. — *Ann. méd. psych.*, 1865.
Tissier (P.). — *Bull. Soc. anat.*, 1889.
Toché. — Th. doct., Paris, 1891.
Trousseau. — *Path. int.*, t. II, 1885.
Valleix (F.-L.). — *Guide du médecin praticien*, t. IV, 1853.
Vechietti Edwardo. — *Gaz. méd. de Paris*, 1869.
Villard. — *Soc. de Biologie*, 1868.
Voisin (A.). — *Ann. méd. psych.*, 1890.
Wassitch. — Th. doct., Paris, 1883.
West (Ch.). — *Mal. des enfants.*
Wiglesworth (Joseph). — *The Journal of Ment. Sc.*, 1882.
Willan Dale. — *The Lancet*, 1891.
Ziemssen. — *Handbuch der Krank. des Nervensystems*, t. II.

TABLE DES MATIÈRES

PREMIÈRE PARTIE

ÉTAT MENTAL DANS LA CHORÉE

DEUXIÈME PARTIE

TROUBLES PSYCHIQUES DANS LA CHORÉE

TROISIÈME PARTIE

RAPPORTS DE LA CHORÉE AVEC L'HYSTÉRIE, L'ÉPILEPSIE ET LA DÉGÉNÉRESCENCE

IMPRIMERIE LEMALE ET Cⁱᵉ, HAVRE

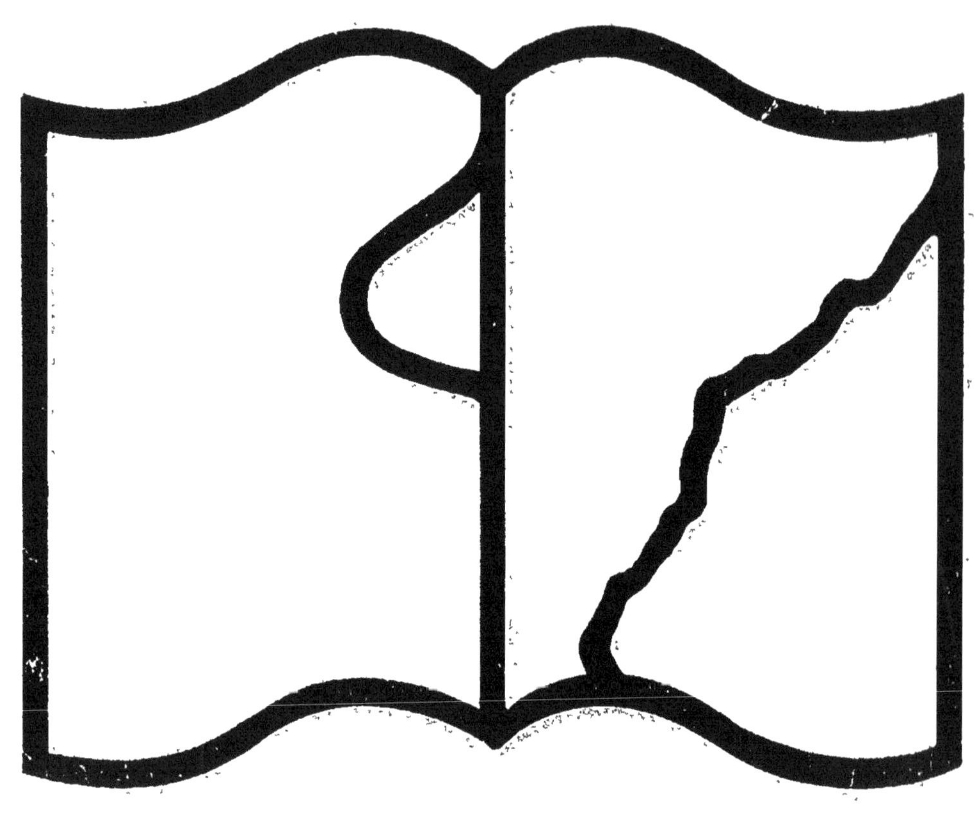

Texte détérioré — reliure défectueuse

NF Z 43-120-11

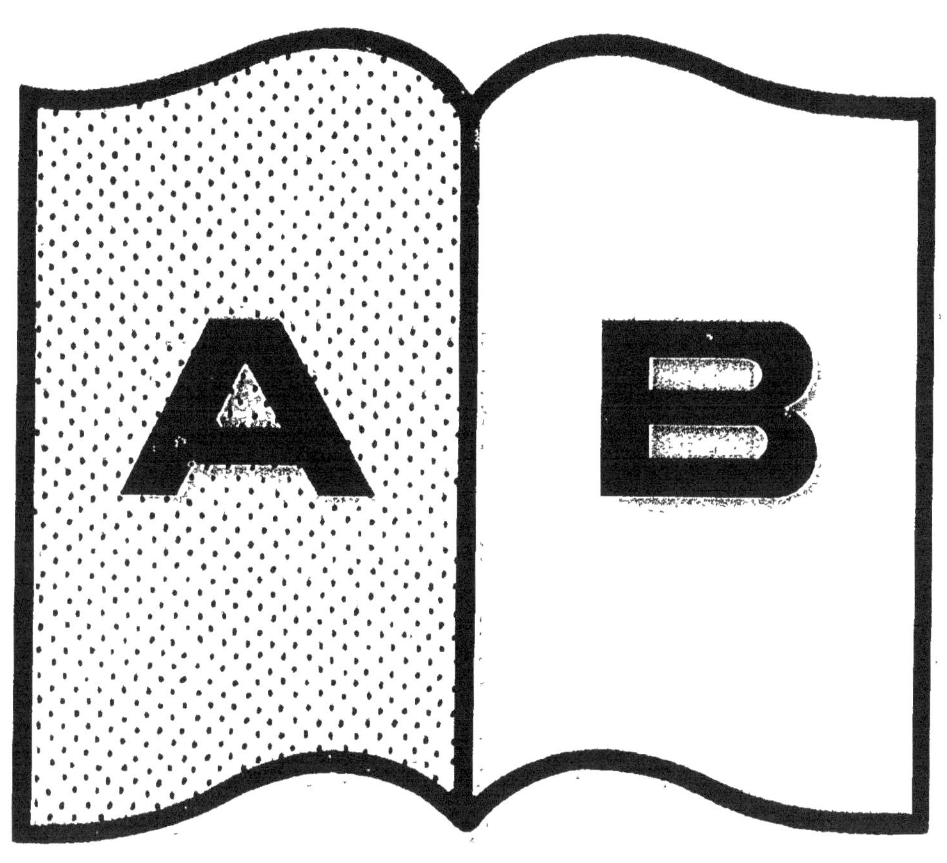

Contraste insuffisant

NF Z 43-120-14